健康ライブラリー　イラスト版

狭心症・心筋梗塞

発作を防いで命を守る

国家公務員共済組合連合会
立川病院院長
三田村秀雄 監修

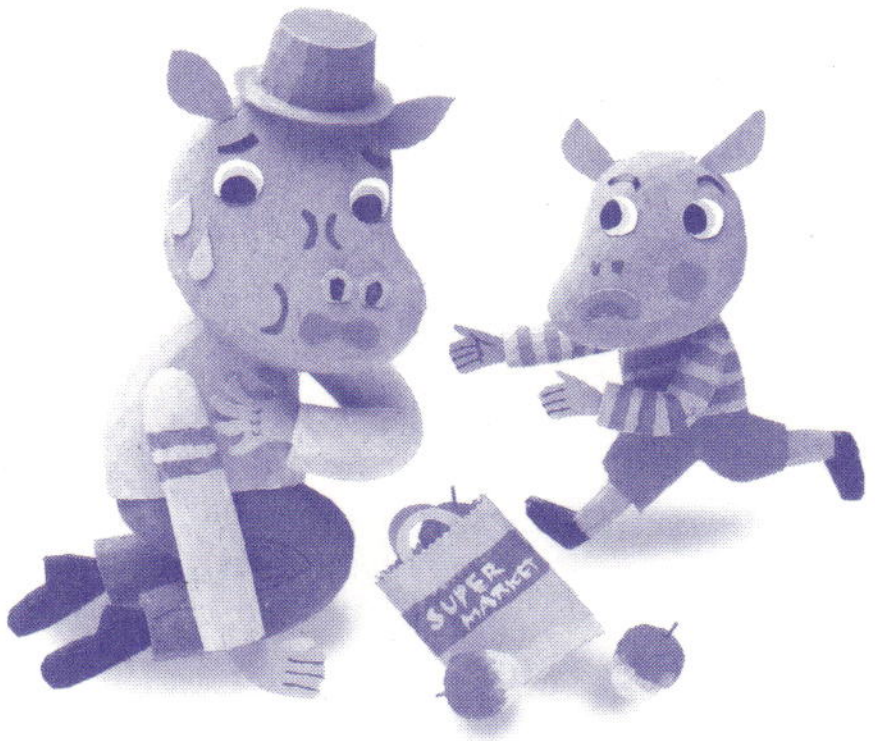

講談社

まえがき

狭心症や心筋梗塞は、心臓に血液を供給する冠動脈が狭くなったり、冠動脈に血栓が詰まったりして、心筋が血液不足になり、心臓の機能が損なわれてしまうという病気です。

狭心症や心筋梗塞が怖いのは、ほとんどがある日突然発作におそわれることです。心筋梗塞では、処置が遅れればそのまま死に至ることもめずらしくありません。

実際、心臓疾患は日本人の死亡原因として、がん（悪性新生物）に次ぐ第二位の座を長年占めています。そして、心臓疾患のなかでもっとも多いのが狭心症や心筋梗塞です。さらに、突然死の原因としては、心筋梗塞などの心疾患がダントツの第一位です。

ところが、これほど怖い病気にもかかわらず、狭心症や心筋梗塞の正しい知識は十分に周知されているとはいいがたい状況にあります。

例えば、狭心症には発作止めのニトロさえあれば安心だと思っている人が多いのもその一例です。

また、心筋梗塞になるしくみも正確に理解されているとはいえません。動脈硬化によって血管の中にプラークというかたまりができるのですが、それが血管をふさいでしまうと考えている人が多いようなのです。じつは血管をふさぐのは血栓です。血栓は、プラークが破裂し、その傷を修復しようとする過程でできるもので、いわば体の防御反応の結果です。

狭心症や心筋梗塞について、まず基本の知識を身につけましょう。そうすることで治療や薬の使い方、生活習慣の改善がいかに重要か、理解が深まるはずです。

本書が、読者やそのご家族の心臓を守るためにお役に立てれば幸いです。

国家公務員共済組合連合会
立川病院院長
三田村 秀雄

狭心症・心筋梗塞
発作を防いで命を守る

もくじ

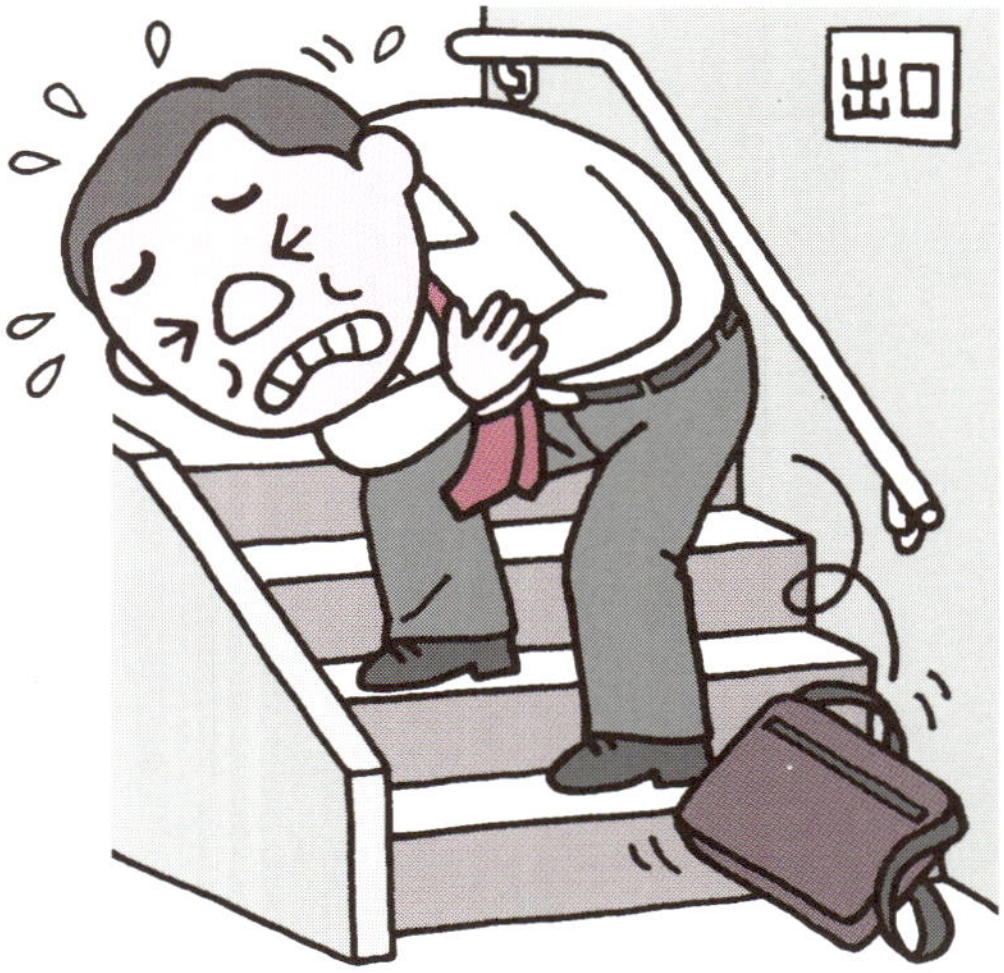

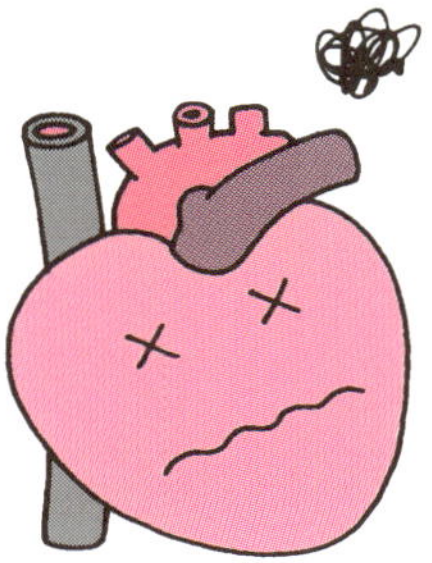

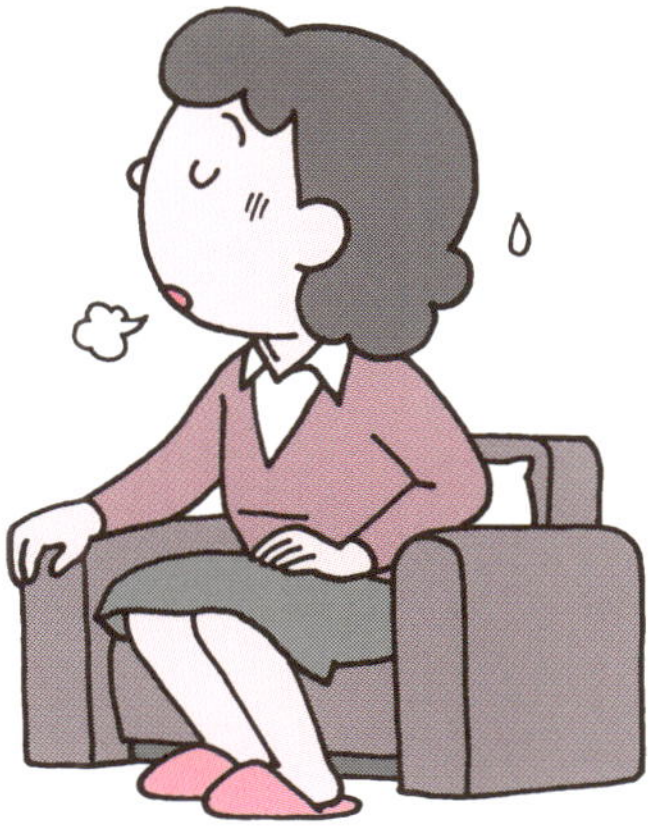

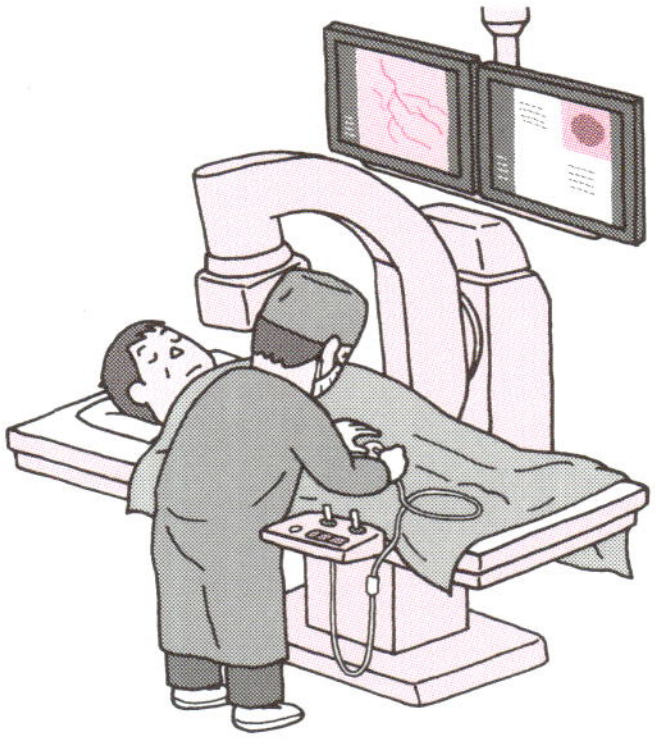

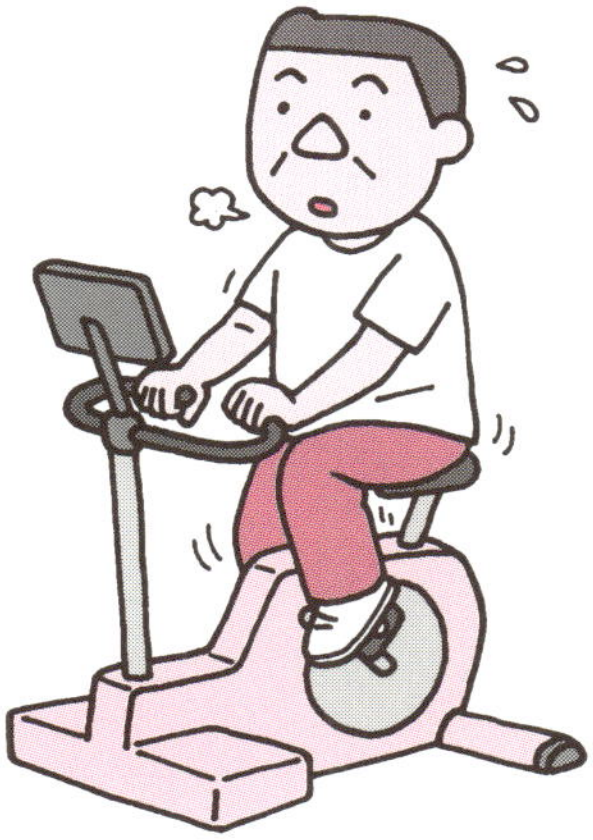

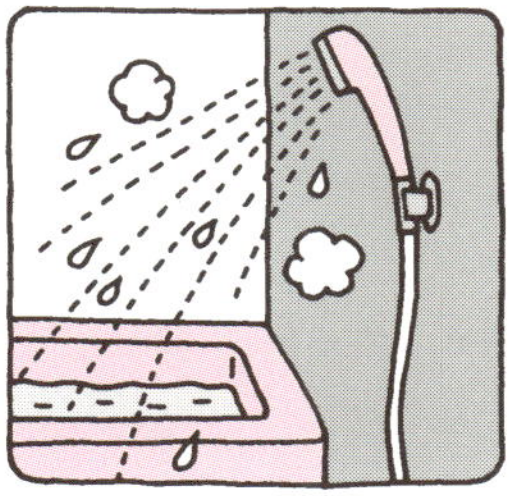

5 これまでの生活を見直し、自己管理を……81

巻頭チェック

狭心症・心筋梗塞のこと、正しく理解している？

狭心症の発作を経験すると、自分の心臓になにが起こっているのか、これから心筋梗塞になるのではないか、心配になっていくことでしょう。
まずは、思い込みや勘違いを改めるために、クイズで確認していきましょう。

1～12までの内容が合っていると思ったら○を、
間違っていると思ったら×を□に入れてください。

1 心臓病で亡くなる人は、がんで亡くなる人より多い □

2 突然死の原因は、心臓病がダントツに多い □

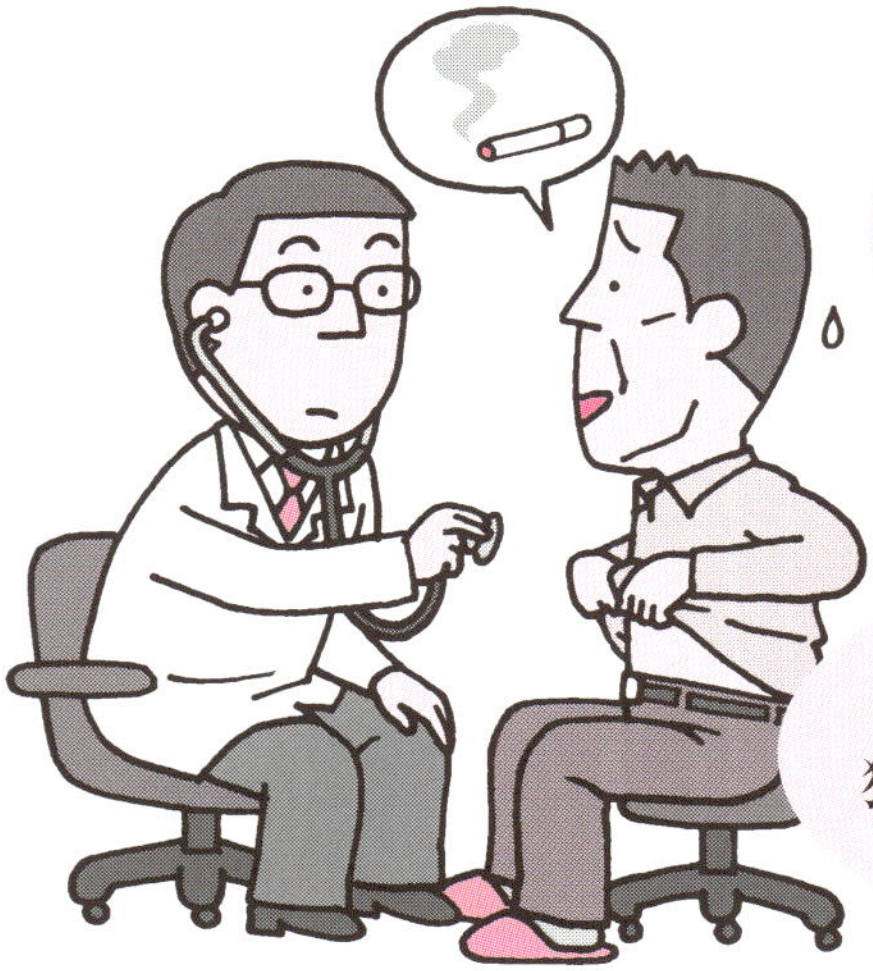

3 家系に心臓病の人が多いと、心臓病になる危険度が高い □

4 肥満も喫煙習慣もない人は、狭心症や心筋梗塞にはならない □

5 胸の痛みがない狭心症や心筋梗塞がある □

6 女性に多いタイプの狭心症がある □

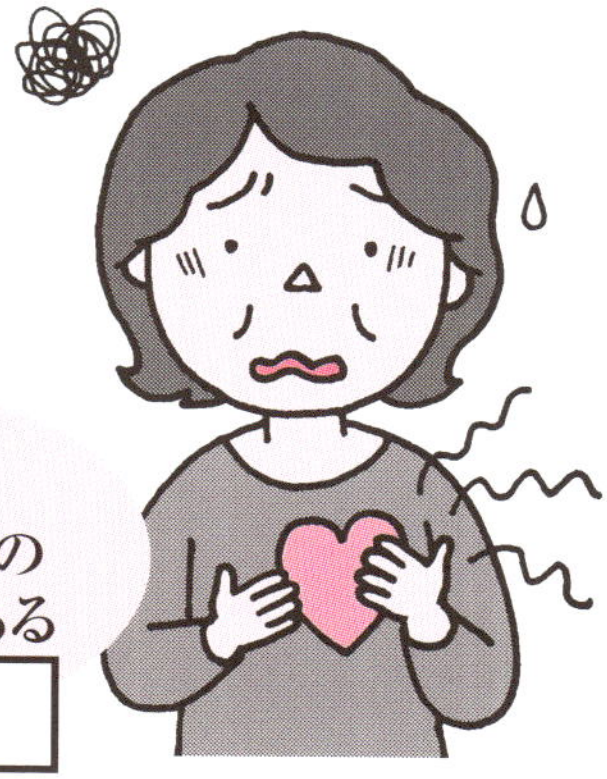

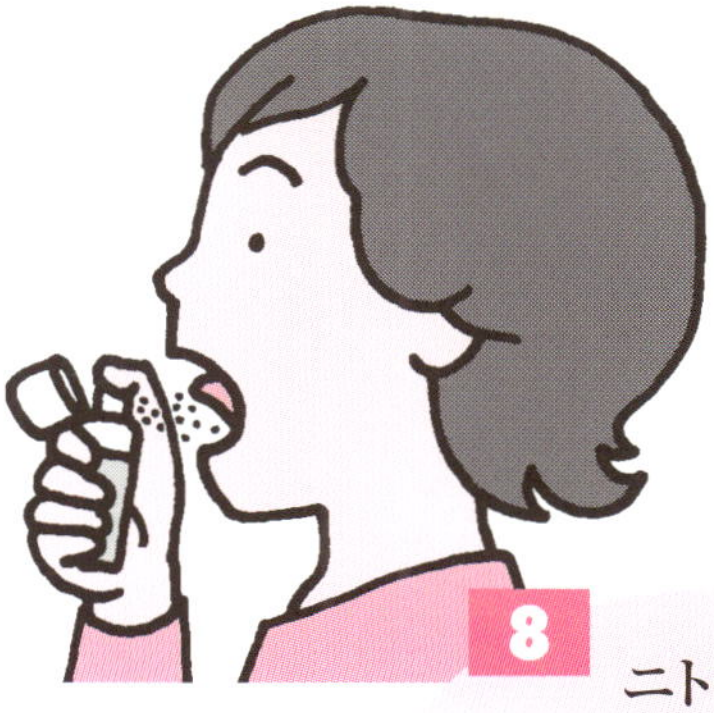

7 ニトロは
かみ砕いて
飲んでもよい
□

8 ニトロの
舌下錠より
スプレー薬のほうが
早く効く
□

9 狭心症なら
手術しなくても
薬だけで
治る
□

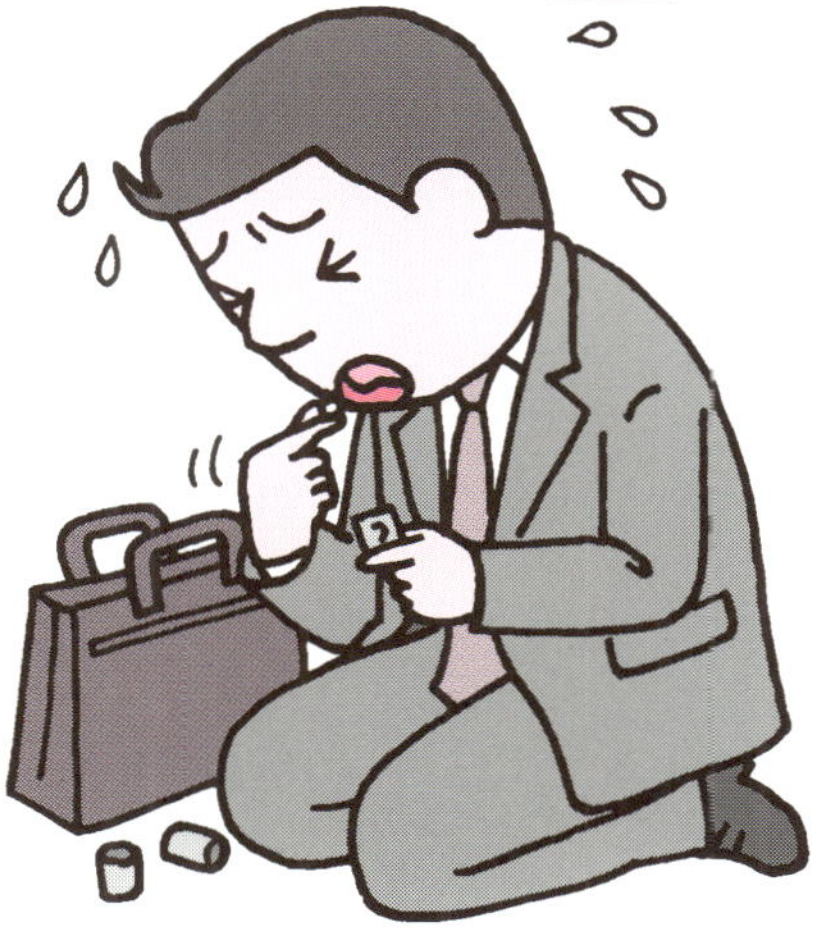

10 カテーテル治療で
ステントを留置すれば
二度と発作は
起こらない
□

11 睡眠不足
だと発作が起こり
やすい
□

12 発作を
起こさないように
運動は全部
禁止する
□

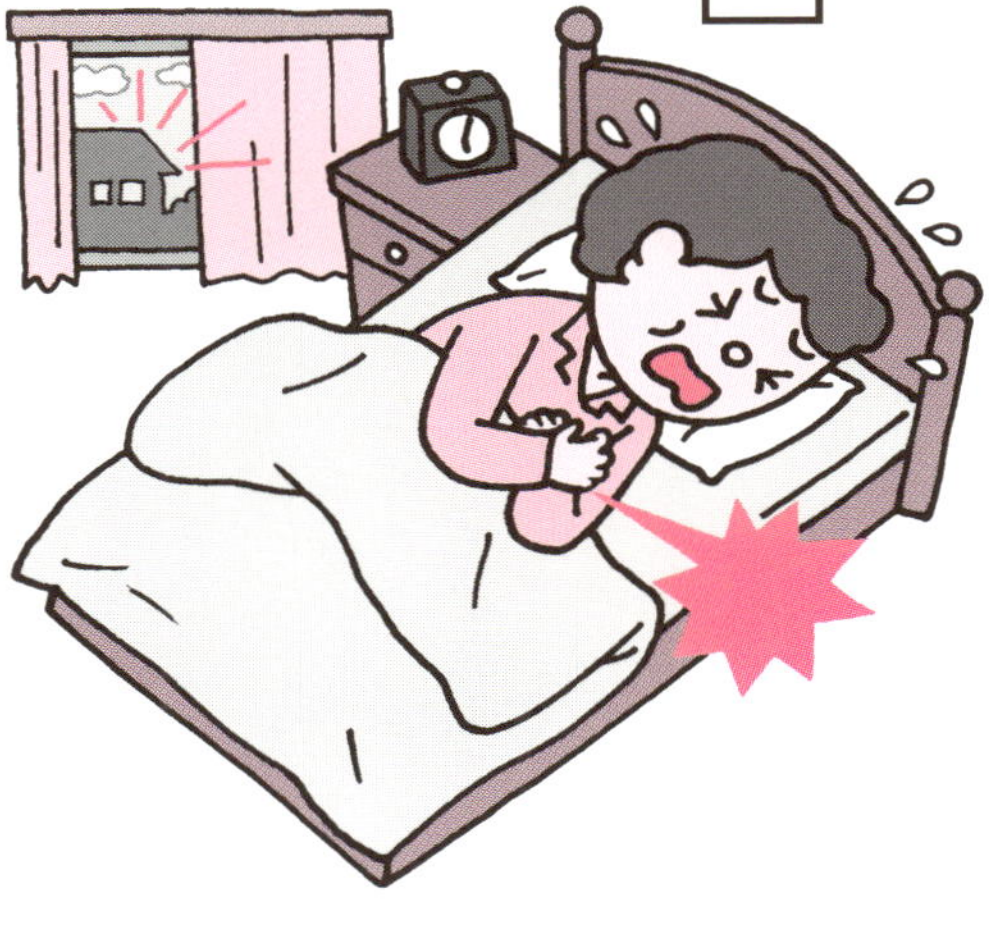

解答と解説は8ページへ

解答と解説

1 × 日本人の死亡原因第一位は悪性新生物、つまりがんです。心臓疾患はがんに次ぎ第二位となっています。なかでも急性の心筋梗塞による心不全は、心臓疾患による死亡者数の約八〇%を占めます。

2 ○ 東京都監察医務院のデータでは、突然死の原因でもっとも多いのは循環器疾患で七〇%にのぼります。さらに内訳をみると、そのうち約七〇%が心筋梗塞などの虚血性心疾患です。

3 ○ 海外の研究では、両親とも心臓病のある人はそうでない人と比較して約二倍も心臓病を発症しやすく、さらに母親が心臓病の家系の場合は子どもにも遺伝しやすいとの報告があります。

4 × 肥満と喫煙は重大な危険因子ですが、狭心症や心筋梗塞は標準体重ややせ型の人、タバコを吸わない人でも発症します。糖尿病や脂質異常症なども重要な危険因子です。

5 ○ 糖尿病の合併症で神経症があると、狭心症や心筋梗塞の発作が起こっても痛みを感じにくくなっていることがあります。また、高齢者でも老化によって、痛みを感じにくいケースがあります。

6 ○ 微《び》小《しょう》血管《けっかん》狭心症といって、更年期以降の女性に多くみられる狭心症があります。通常、狭心症では冠動脈という太い血管の異常が原因ですが、このタイプでは心臓の細い血管に異常がみられます。

7 × 発作時に即効性を高めるため、ニトロの舌下錠《ぜっかじょう》をかみ砕いて使用するのはかまいませんが、飲み込んではいけません。舌下錠をかみ砕き、その後で舌の下にふくませ、吸収させるようにします。

8 ○ スプレー薬は舌下錠のように溶かしながら吸収させるのではないため、やや効き目が早いといえます。口が乾きやすい人や唾液《だえき》が少ない人は舌下錠だと吸収が悪いので、スプレー薬がすすめられます。

9 × 狭心症には心筋梗塞に移行しやすいタイプがあり、薬で発作を抑えるだけでは危険なのでカテーテル治療や手術が必要です。また、動脈硬化が進行して、冠動脈が狭くなってきた場合も同様です。

10 × カテーテル治療で血栓を防ぐ薬が溶け出すタイプのステントを使って血管を拡げておけば、再狭窄《きょうさく》の危険度は低くなります。しかし、再発のリスクはゼロではないため、定期的な検査が欠かせません。

11 ○ 睡眠不足による疲労の蓄積は血圧上昇を招き、発作を起こす原因になります。また、慢性的な睡眠不足は動脈硬化の進行も促します。悪化や再発を防ぐには、十分な睡眠をとるようにしましょう。

12 × 息切れしたり、過度に心臓に負荷をかけたりする運動は避けますが、安静にしすぎるのも心臓の機能を低下させます。医師の指導のもとで適度な運動をするのはよいことです。

1

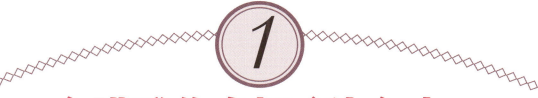

心臓発作を招く狭心症・心筋梗塞とはどんな病気?

狭心症や心筋梗塞の多くは、
あるとき突然、心臓発作が起こることで始まります。
心筋梗塞は最初の発作時の治療が生死を決めます。
一方、狭心症では発作がくり返されるために
コントロールが必要になります。
まずは、こうした違いを正しく理解しておきましょう。

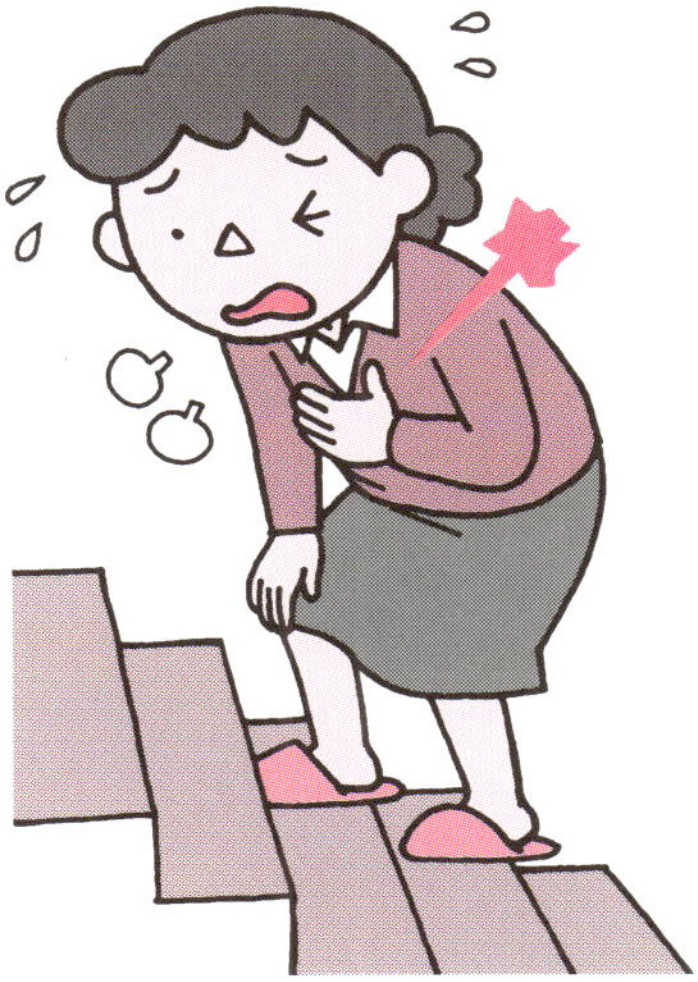

症状①

代表的な症状は胸の痛みと息苦しさ

狭心症も心筋梗塞も、最初に現れる症状は同じです。けれど、心筋梗塞の発作はしばしば耐え難いほど強く、ひとたび起こったら病院で治療しないと治まらず、命にかかわります。

痛みや息苦しさで動くのがつらい

狭心症・心筋梗塞の発作では、胸の痛みや息苦しさなどの症状が突然起こります。痛みや苦しさのあまり、冷や汗や脂汗が出ることもあります。

胸のまん中あたりが痛む

胸のまん中からやや左側にかけて強く痛む。胸がギューッと締めつけられるような圧迫感を伴う

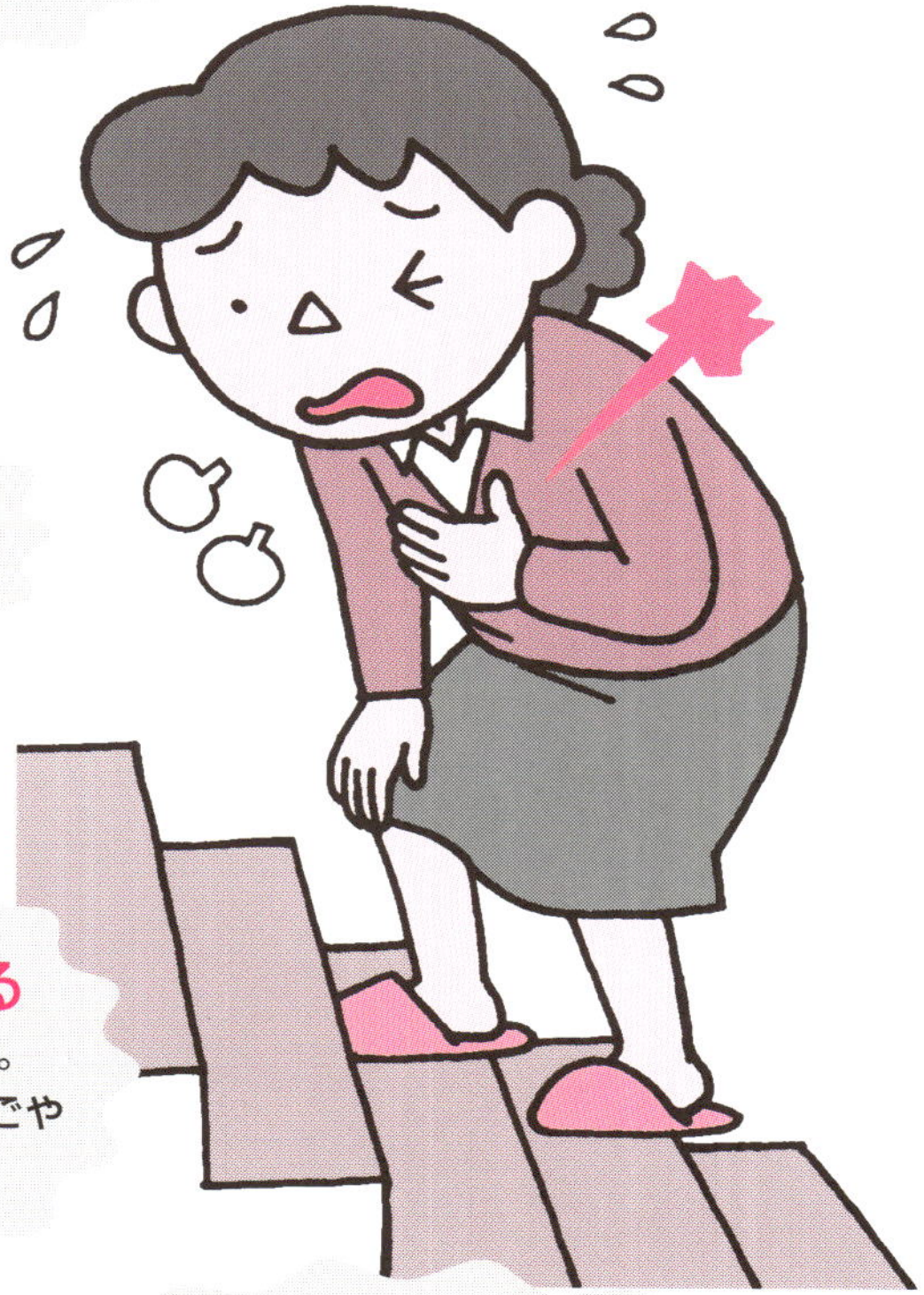
ほとんどの人は
痛みと息苦しさ
で動けなくなる

息切れする

呼吸が苦しいだけでなく、吐き気がすることもある

腕や肩にしびれや痛みが出る

痛みは胸だけとは限らない。人によっては左肩や左腕、あごや奥歯のあたりなどにしびれや痛みが出る

強い痛みとは限らない

激痛というより重苦しいような痛みの場合もある。また、糖尿病のある人や高齢者は痛みを感じにくいことがある（26 ページ参照）

狭心症なら しばらくすると治まる

心筋梗塞の発作は、病院で治療しないかぎり、何時間も続きます。一方、狭心症の発作は安静にしていれば通常５分以内、長くても10～15分程度で治まります。

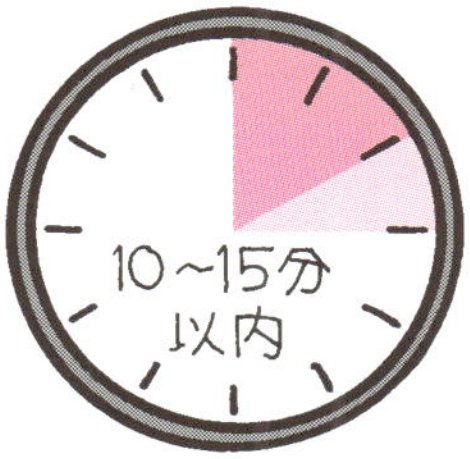

狭心症の発作はしばらくすると治まる。長く続いたり、痛みが強かったりするときは救急車の手配を

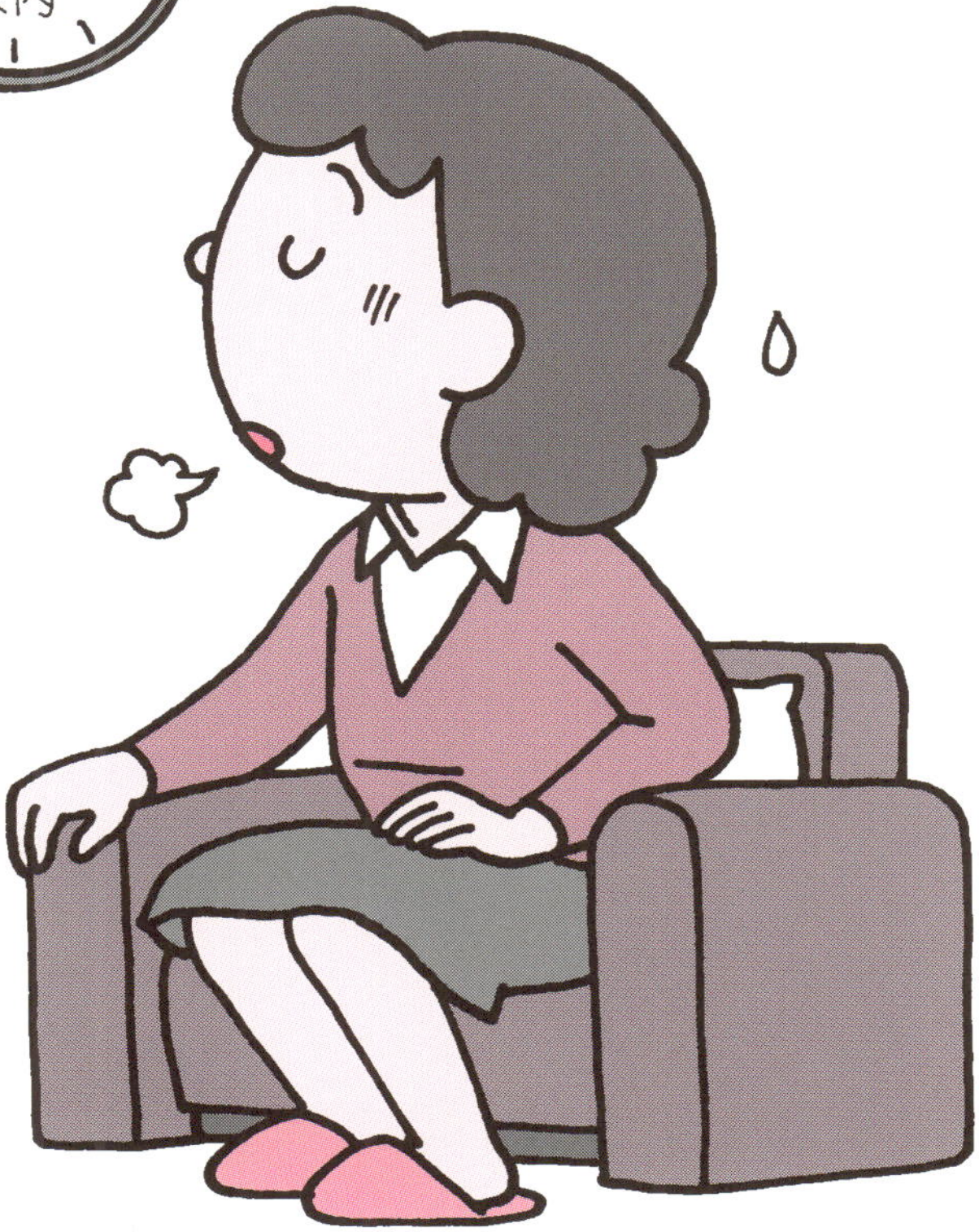

恐怖を感じるような痛みや息苦しさがある

狭心症や心筋梗塞の発作は、なんらかの原因で心臓への血流が途絶え、心筋が酸素不足に陥ったときに起こります。この状態を「虚血」といい、狭心症や心筋梗塞は「虚血性心疾患」とよばれています。

狭心症の発作が起こると胸の痛みや息苦しさといった症状が現れ、「このまま死ぬかもしれない」と恐怖を感じるほどです。

心筋梗塞の発作はときに激烈で、痛みや息苦しさのあまりその場に倒れ込み、意識を失うこともあります。

なお、初めての発作がいきなり心筋梗塞という場合もあり、必ずしも狭心症から心筋梗塞へと段階的に進むわけではありません。

！ 初めての発作なら必ず病院に行くこと

狭心症の発作と思われる症状があったら、治まったからといって放置せず、必ず早いうちに病院で検査を受ける。かかりつけ医に相談して、循環器専門医を紹介してもらってもよい

症状②

胸以外の場所が痛むこともある

狭心症や心筋梗塞では、胸以外の場所に痛みや違和感が出ることがあります。まさかそれが心臓発作だとは思わないことが多いようです。

胸が痛くなるとは限らない

狭心症や心筋梗塞では、胸以外の場所に症状が出るので気づかないこともあります。

正しくは「放散痛」という

胸以外の場所に現れる痛みを「放散痛《ほうさんつう》」という。その名のとおり、痛みが体のあちこちに散るように現れるのが特徴

痛みを伝える神経が同じところにある

心臓と肩や腕などは、脳に痛みを伝える神経が脊髄《せきずい》内の同じところにあります。そのため、痛みが脳に伝わったとき、脳が心臓の痛みを肩や腕などの痛みと間違えてしまうのです。

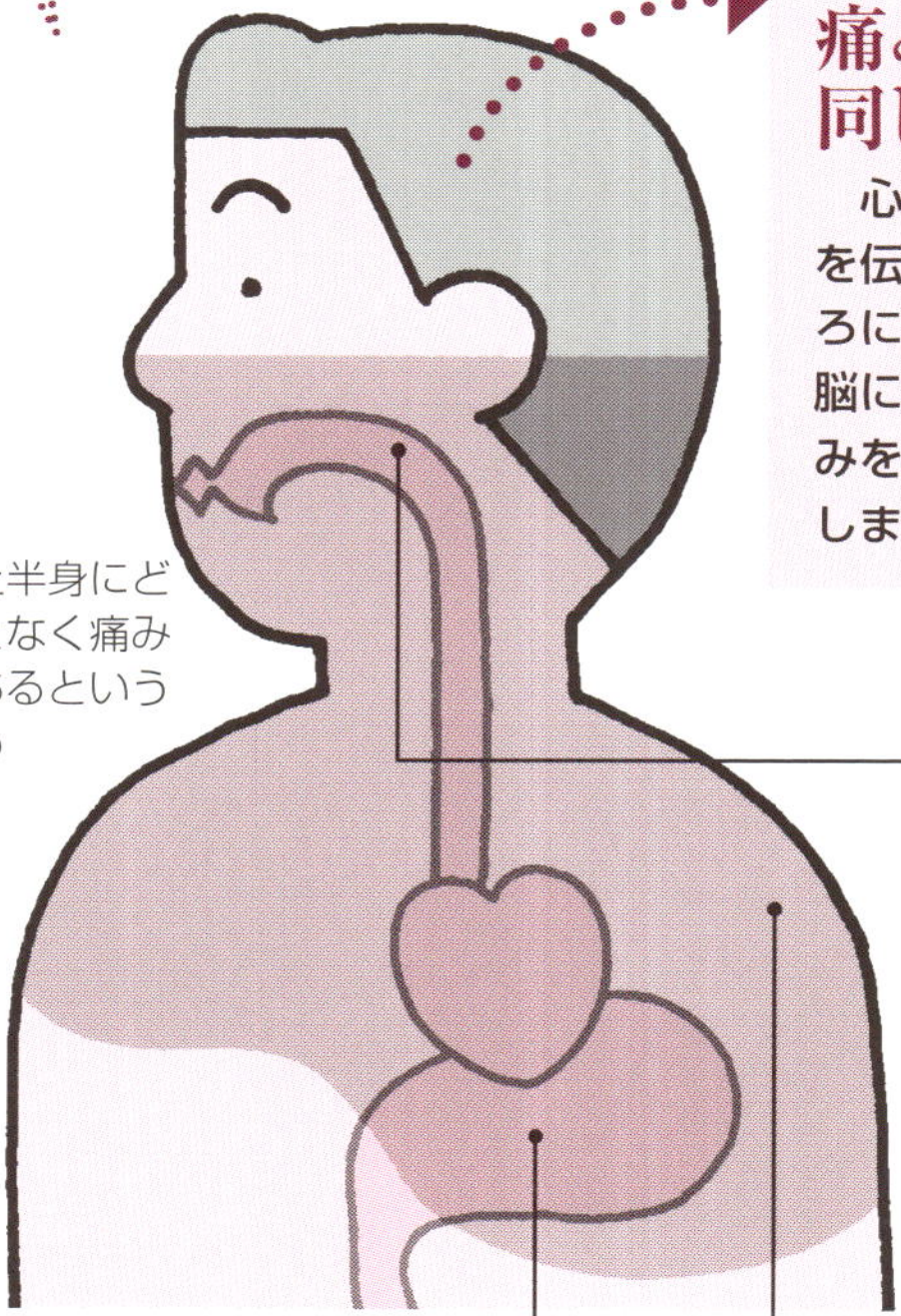

左上半身にどことなく痛みがあるという人も

奥歯やのどが痛い

むし歯とまぎらわしく、歯科を受診する人もいる。のどの痛みを感じる人もいる

肩が重い、腕がしびれる

特に左肩や左腕に症状が出やすい。肩こりをはじめ、関節・筋肉の症状と勘違いしやすい

胃のムカムカ、吐き気

位置的に心臓に近いため、胃の症状とも間違いやすい。ムカムカや吐き気で胃炎や胃潰瘍《いかいよう》、逆流性食道炎を疑う人も多い

疲れや不調とまぎらわしいことも多い

心臓発作の症状が胸以外の場所に現れる放散痛は、心臓発作と関連があるとはなかなか気づきにくいものばかりです。

仕事や家事による疲れだと思い込んで、気に留めない人も多いでしょう。

しかし、すでに狭心症と診断されている人は心臓の発作だと疑ってみるに越したことはありません。

全身にサインが現れることも

強い発作が現れる以前に、心臓の不調を示すサインがみられることもあります。狭心症のある人は心筋梗塞に移行する危険もあります。

息切れしやすい

少し体を動かしただけで、すぐに息切れするようになる

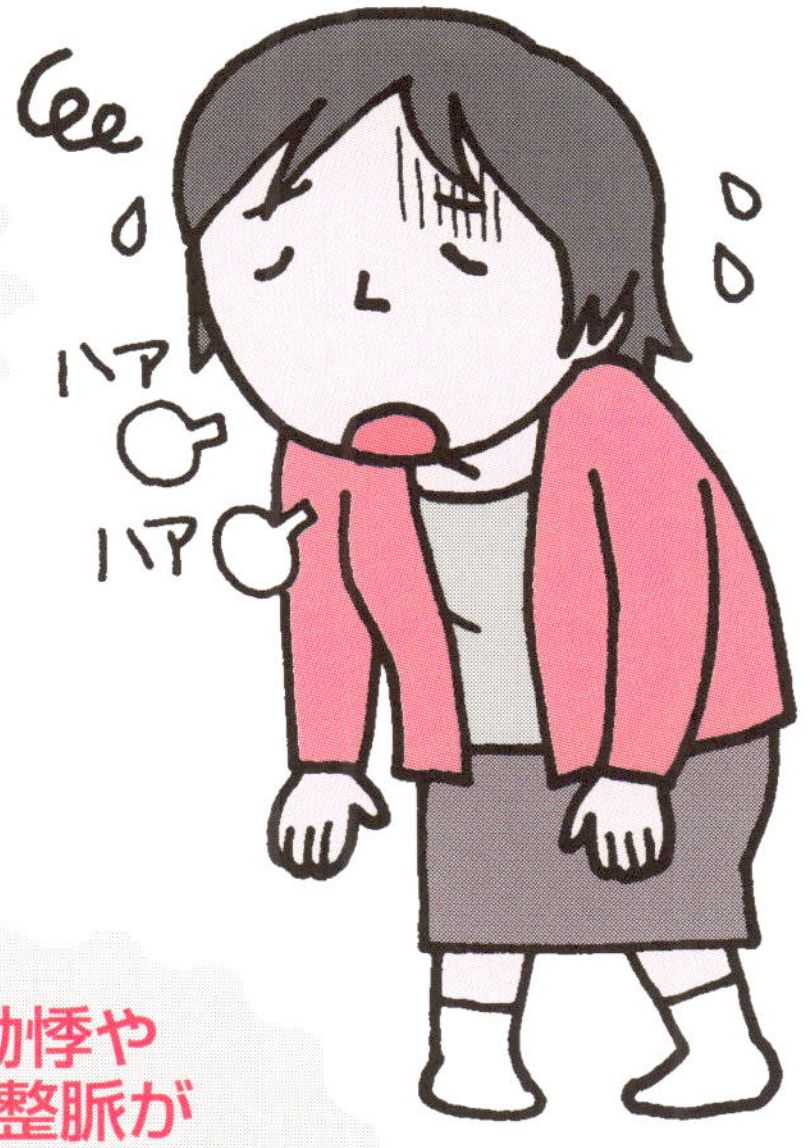

めまいがする人も

心臓の働きが低下すると、全身の血液循環が悪くなるため、めまいがしてフラフラする

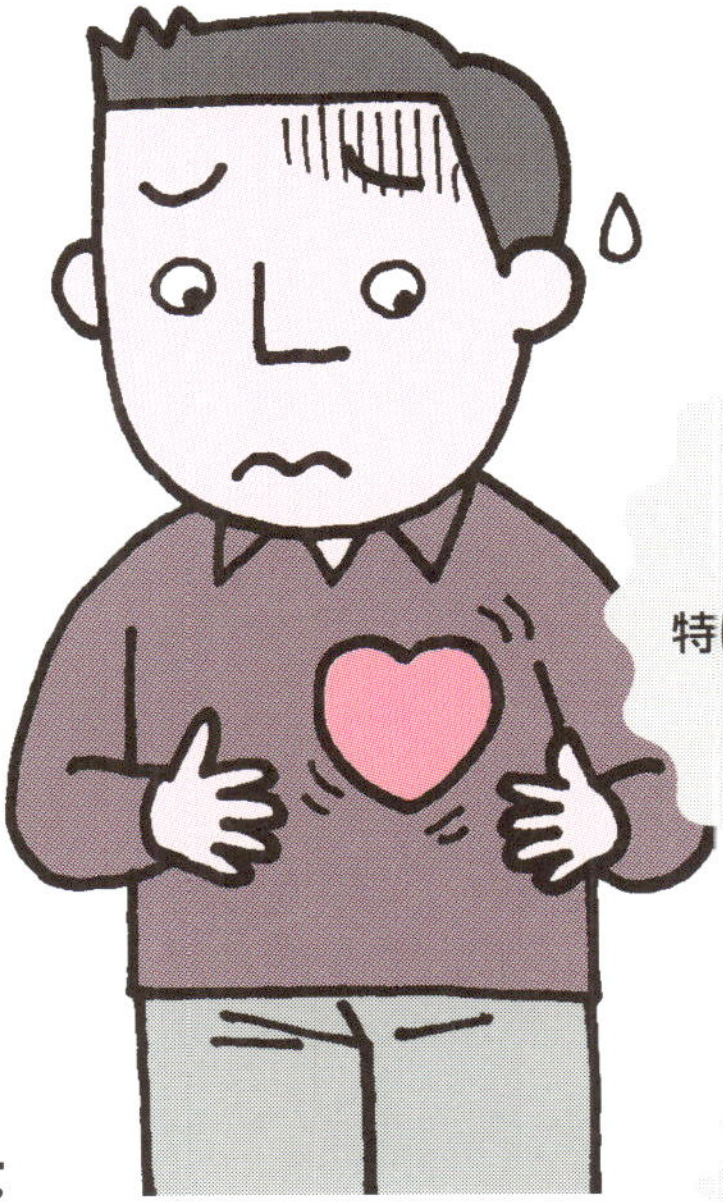

動悸や不整脈がたびたびある

特に運動もしていないのに動悸がしたり、脈が速くなったり乱れたりする

足のむくみがある

全身の血液循環が悪くなると、足に血液が滞ってむくみが出る。足の甲が特にむくみやすい

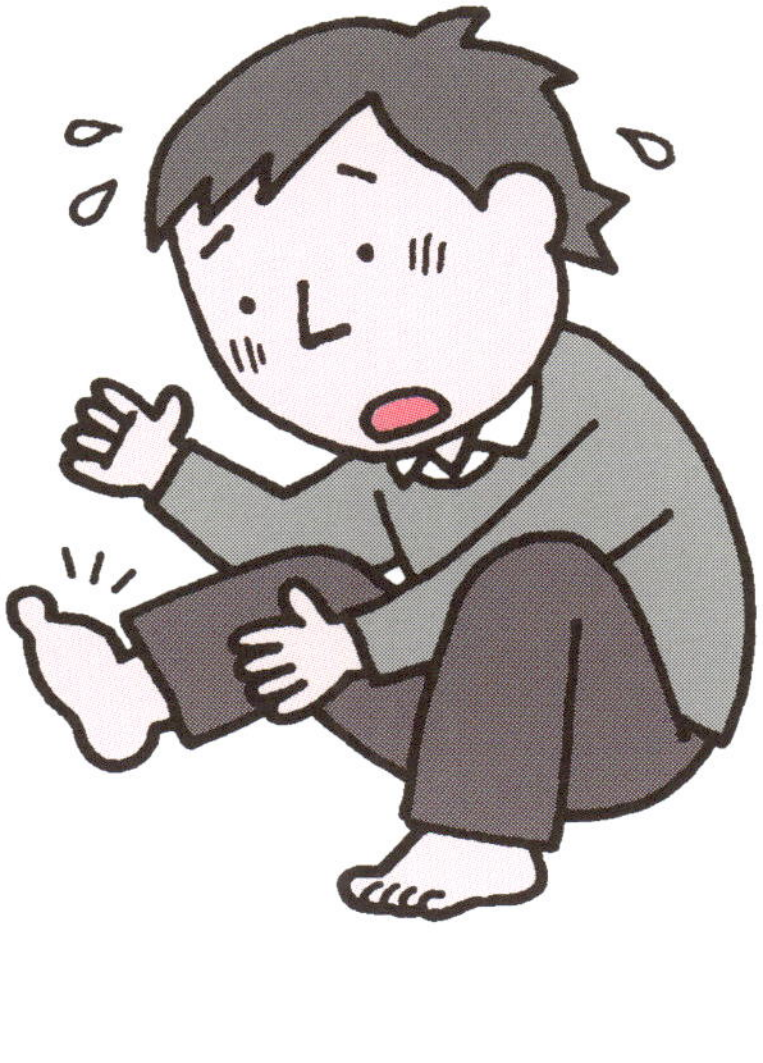

症状③

心筋梗塞の発作は薬を使っても治まらない

狭心症の人にとってもっとも不安なのは、心筋梗塞に移行することでしょう。そうならないためには適切な治療をすると同時に、心筋梗塞の発作が起こったときの症状と対処法を知っておきましょう。

いつもより強い発作

個人差がありますが、心筋梗塞の発作は狭心症の発作よりも症状がかなり激しく、ほとんどの人は苦しさで動けなくなります。

激しい胸の痛み

胸を火箸でえぐられるとか、胸が押しつぶされそう、などと表現されるほどの強い痛み

15分以上発作が持続している

心筋梗塞の発作は病院で処置しないと治まらない。15 分以上発作が続くときは心筋梗塞が起こったと判断する

息苦しさや胸の圧迫感

胸やのどが強く圧迫されたようになり、呼吸が苦しくなる。ひどい場合は呼吸困難になる

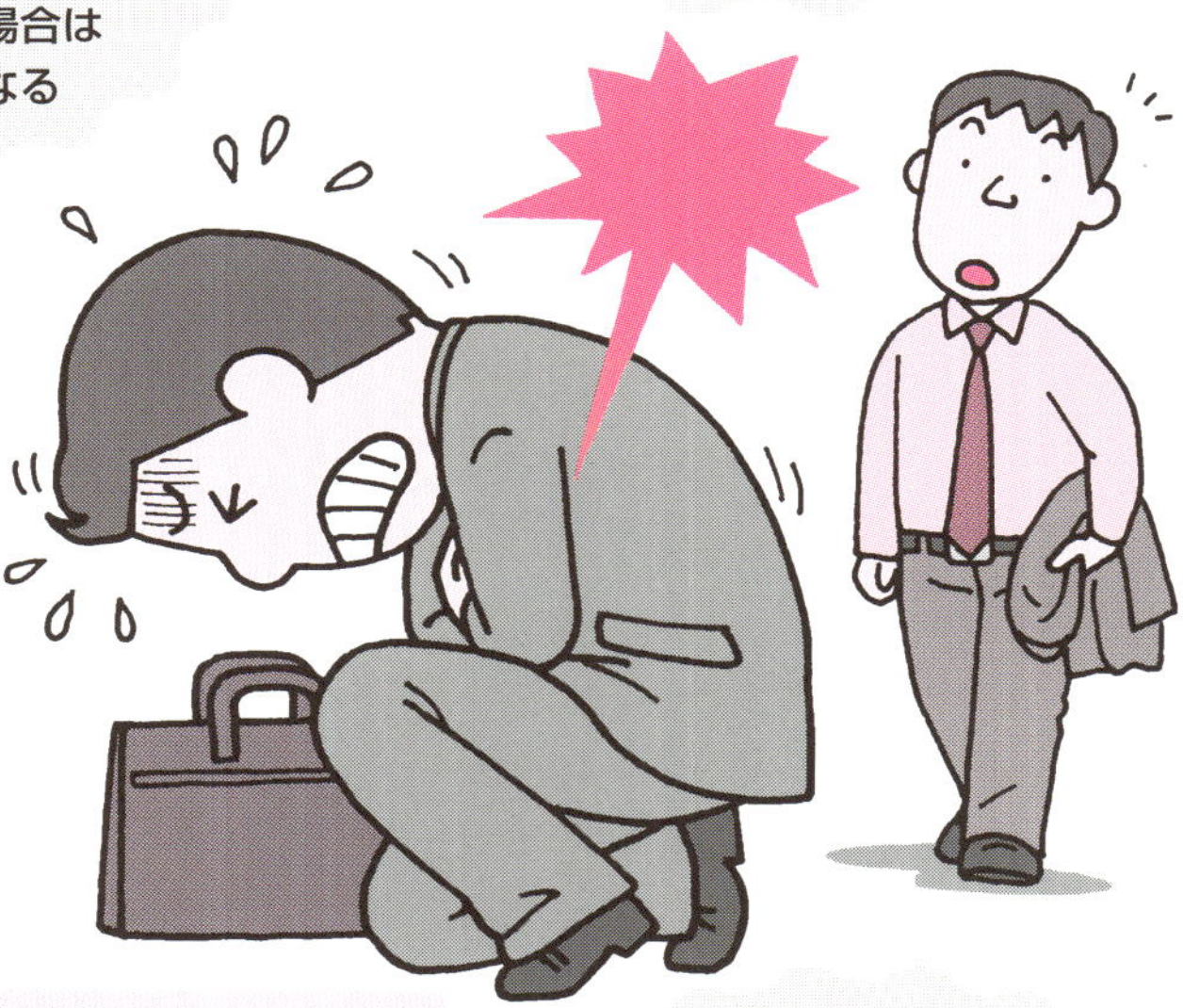

狭心症の人はこれまでの発作と違うと感じたら、心筋梗塞だと判断してすぐに対処を

そのほかにも

顔面が蒼白になり、冷や汗や脂汗が出る。吐き気を伴うこともある。ひどい場合は意識を失う

今までに経験したことがない症状なら要注意

心筋梗塞の発作はこれまでに経験したことがないほど激しく、命の危険を感じるという

ニトロが効かない発作

狭心症と診断され、ニトロなどの薬を処方されている人は、発作が起こったらすぐに使用します。薬で治まらないなら、心筋梗塞なので、すぐに救急車を手配します。

一刻も早く救急車で病院へ

心筋梗塞を発症すると、四割ちかくの人が、その場で心室細動という不整脈を合併して、放置すると突然死に至ります。一刻も早く治療を受けなければなりません。

狭心症のある人は、いつもより強い発作が起きたとき、あるいはニトロ（ニトログリセリン舌下用硝酸薬）を使っても効かないときは、心筋梗塞の発作だと判断し、ためらわずに救急車を呼びます。自分で車を運転してはいけません。また、痛みが続いている間はタクシーも避けてください。途中で心停止を起こす危険があるからです。もしもの時に備え、ふだんから家族や周囲の人にも対処法を伝えておくと安心です。

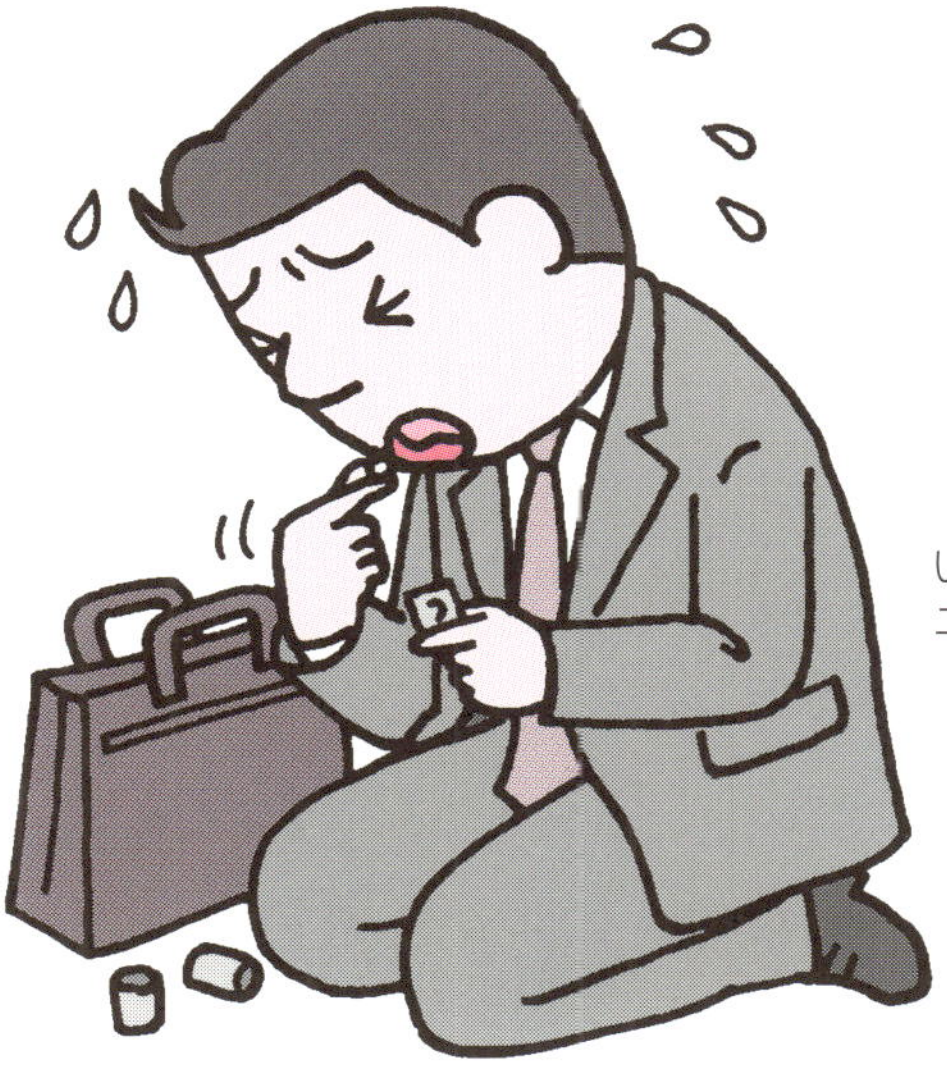

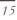

いつもの手順で落ち着いてニトロを使う

ニトロはすぐに効果が現れる薬。使っても効果がなければ、すぐに対処を

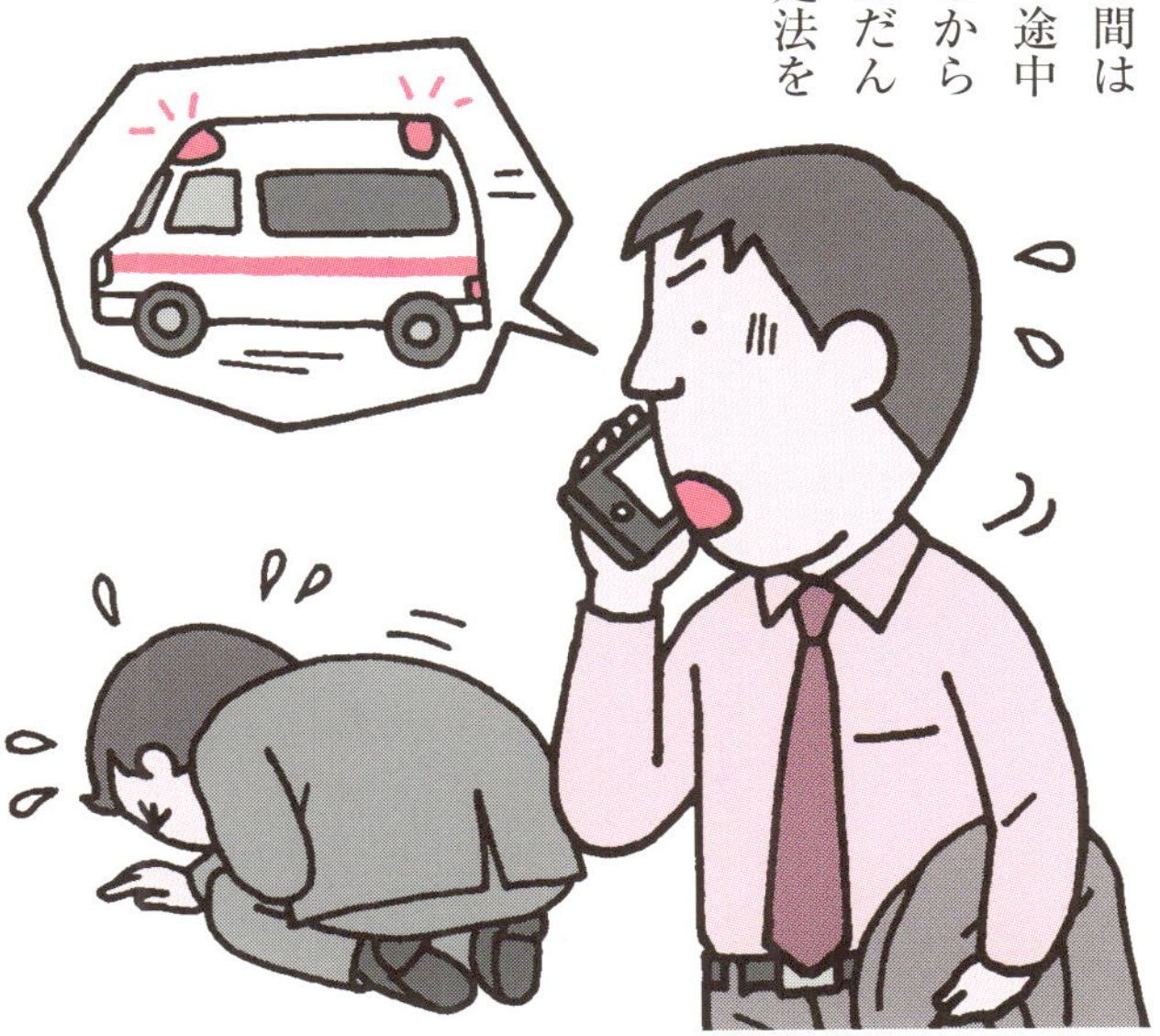

自分では無理なら、周囲の人に救急車を呼んでもらう

ニトロが効かないときは心筋梗塞と判断

薬を使っても効果がない、あるいは効きがかなり悪いときは心筋梗塞が起こったと判断し、大至急救急車で病院へ

体を動かしているときに発作が出るタイプ

狭心症は発作が起こるタイミングによって二つに分類されています。走ったり、重いものを持ったりしたときに発作が出るタイプは、「労《ろう》作《さ》性《せい》狭心症」とよばれています。

ケース1

通勤途中の駅の階段で苦しくなったAさん

労作性狭心症は、走るなど体を動かして心臓に負荷がかかったときに起こります。Aさんもまさに、駅の階段を上がる途中で発作におそわれました。

Aさんの症状

通勤途中、いつものように駅の階段を上がっている途中、急に胸の痛みと息苦しさを感じた。なんとか階段を上がったが、痛みが強くなり、ホームのベンチに座り込んでしまった

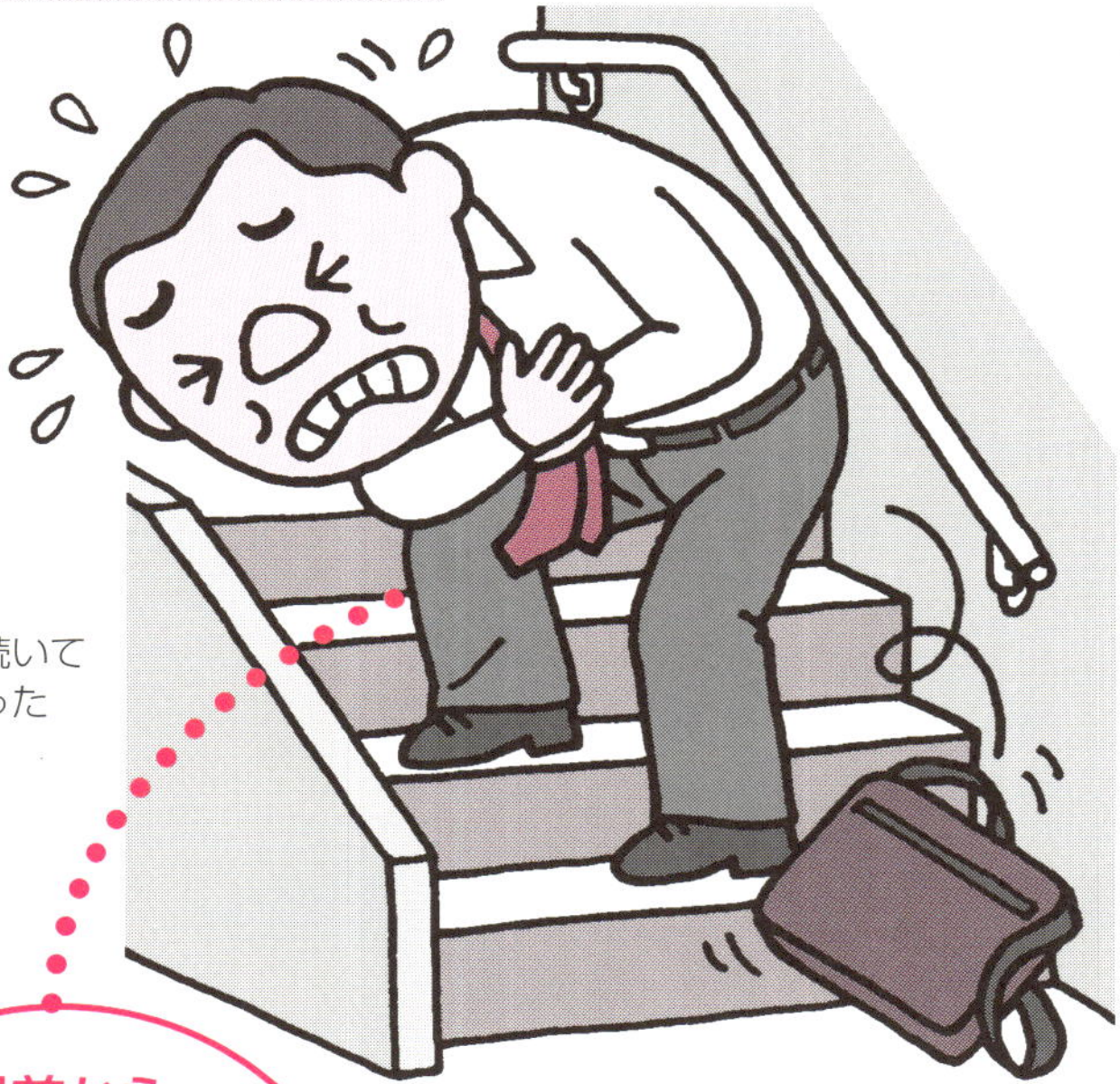

最近接待が続いて疲れぎみだった

以前から気になっていた

数ヵ月前から、ちょっと体を動かしただけで胸が重くなる感じがあり、気になっていた。ただ、運動不足と年齢のせいだと思い、放置していた

Aさんのプロフィール

55歳　男性　サラリーマン

- 勤務先の健康診断で、高血圧と高血糖を指摘されている。やや太りぎみ
- 降圧薬を処方され、服用している。血糖値は食事療法をするように医師にいわれているが、つい食べすぎてしまう
- お酒が好きで飲みすぎることが多い。タバコは吸わない

冠動脈が動脈硬化で狭くなっていることが関与

心臓は血液中から多くの酸素を供給される。しかし、心臓に血液を供給する太い血管（冠動脈）が動脈硬化によって狭くなっていると、十分な血液が流れず、心臓が酸素不足になる（34ページ参照）

初めての発作はすぐに治まったが……

ベンチに座ってしばらく休んだところ、胸の痛みと息苦しさは治まってきた

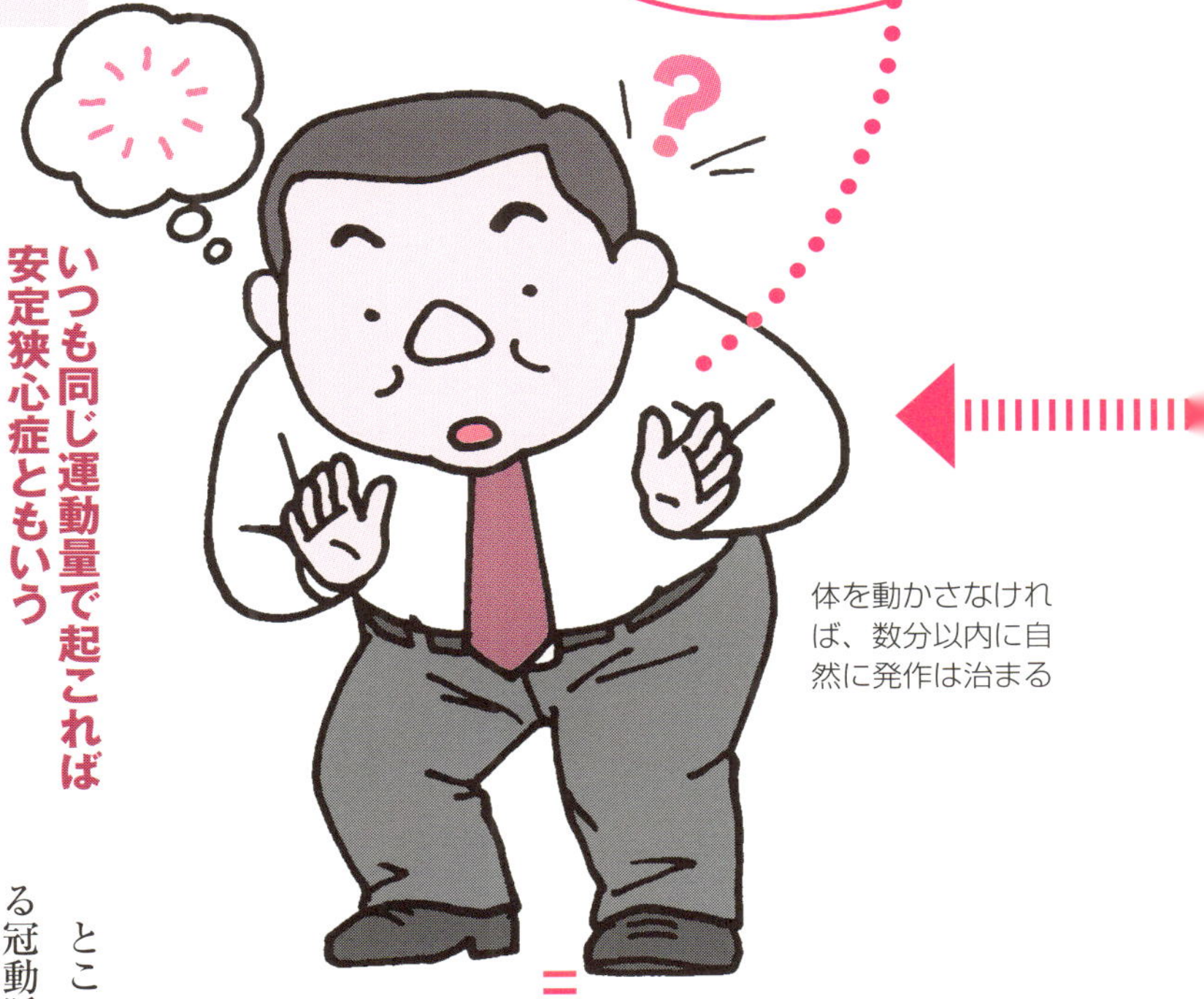

体を動かさなければ、数分以内に自然に発作は治まる

怖くなったので、かかりつけ医を受診することにした

症状は治まったが、心臓の病気かと心配になり、Aさんはかかりつけ医を受診することにした

いつも同じ運動量で起これば安定狭心症ともいう

労作性狭心症は、走ったり階段を上がったりするなど心臓に急激に負荷がかかると発作が起こります。このように体を動かすときには、通常よりたくさんの酸素が必要で、心臓は拍動の回数を増やして対処します。そのときには心臓の細胞も普通以上の酸素が必要になります。

ところが、心臓に血液を供給する冠動脈が動脈硬化で狭くなっていると、血液が流れにくくなります。そのため、心臓が酸素不足に陥り、発作が起こるのです。

労作性狭心症は、毎朝駅の階段で起こるなど、パターンが決まっているときは「安定狭心症」ともよばれます。発作の引き金が明確なことが多いので、発作の予防もしやすいといえます。

安静時狭心症

安静にしているときに発作が出るタイプ

安静時狭心症は、労作性狭心症と違い、主に就寝中などの安静にしているときに発作が起こりやすいタイプです。発作が起こる原因は主に、冠動脈がけいれんを起こすためと考えられています。

ケース2　早朝、座っているとき胸の痛みにみまわれたBさん

安静時狭心症は深夜や早朝、就寝中に発作が起こりやすいという特徴があります。早起きのBさんも最初の発作は早朝でした。

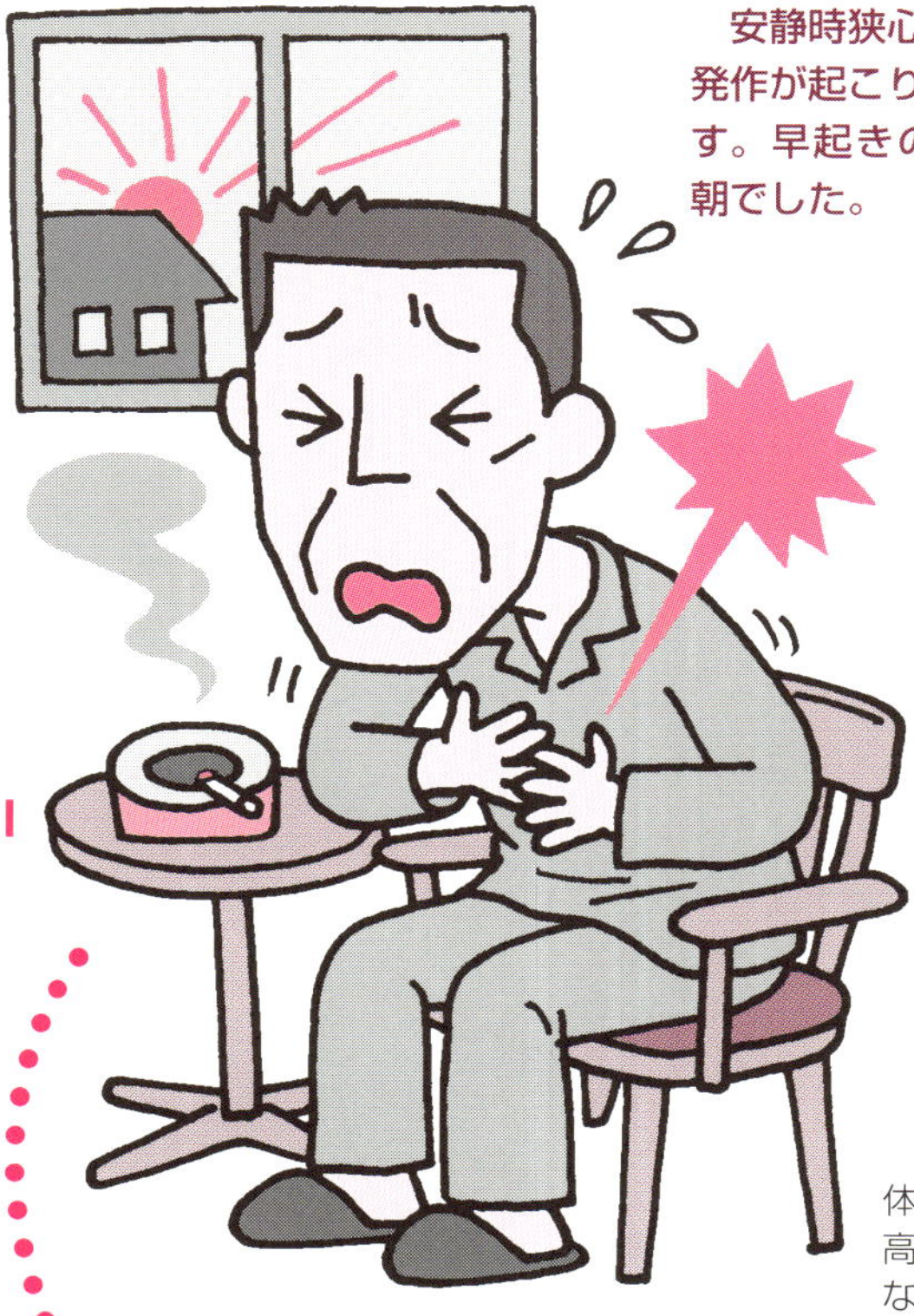

Bさんの症状

朝の一服が習慣だったBさん。特に体調が悪かったわけでもないのに突然胸が痛くなった。ギューッと胸を強く圧迫されるような感じで息苦しくなったが、15分ほどで治まった

体質的に太れないので、高血圧や糖尿病の心配はないと思っている

タバコの吸いすぎが気になっていた

肺炎にかかってから、咳《せき》や痰《たん》が増えたので禁煙したほうがいいかと気にしていた。しかし、仕事中の息抜きにはタバコが手放せなかった

Bさんのプロフィール

58歳　男性　自営業

- やせ型。血圧も血糖値もほぼ基準値なので健康には自信がある
- お酒は週に3～4回、缶ビール2本程度の晩酌をする。タバコが止められず、現在も1日20本程度吸っている
- 大きな病気をしたことはないが、最近仕事上のストレスが増えていた

冠動脈のけいれんが関与している

安静時狭心症は、心臓の冠動脈がけいれんを起こし、その影響で血流が悪くなって発作につながることが主な原因とされる。ただし、不安定狭心症（20ページ参照）が安静時に起こることもあるので、要注意

深夜、早朝、就寝中の発作が特徴

安静時狭心症は、名前が示すように安静にしているときに発作が起こるタイプの狭心症です。

発作は就寝中に多く、深夜や早朝にみられます。だいたい決まった時間に起こりやすく、発作を数回経験すると発生時間帯がわかってきます。発作の持続時間は、労作性よりも長い傾向があります。

安静時狭心症のほとんどは、なんらかの原因で冠動脈がけいれんを起こすことで発生します。これを「スパズム」といいます。

スパズムは動脈硬化が進んだ人には起こりにくく、むしろ動脈硬化があまり進んでおらず、血管がしなやかさを保っている人に多いことがわかっています。

昼間は運動してもなんともないのに朝四時頃にときどき痛みで目がさめる、というような場合に、スパズムを疑います。

かかりつけ医でみてもらうが……

タバコのせいで肺がんが心配で、かかりつけ医を受診。Bさんはてっきり呼吸器の病気だと思っていたが、症状を聞いた医師に狭心症が疑われるといわれた

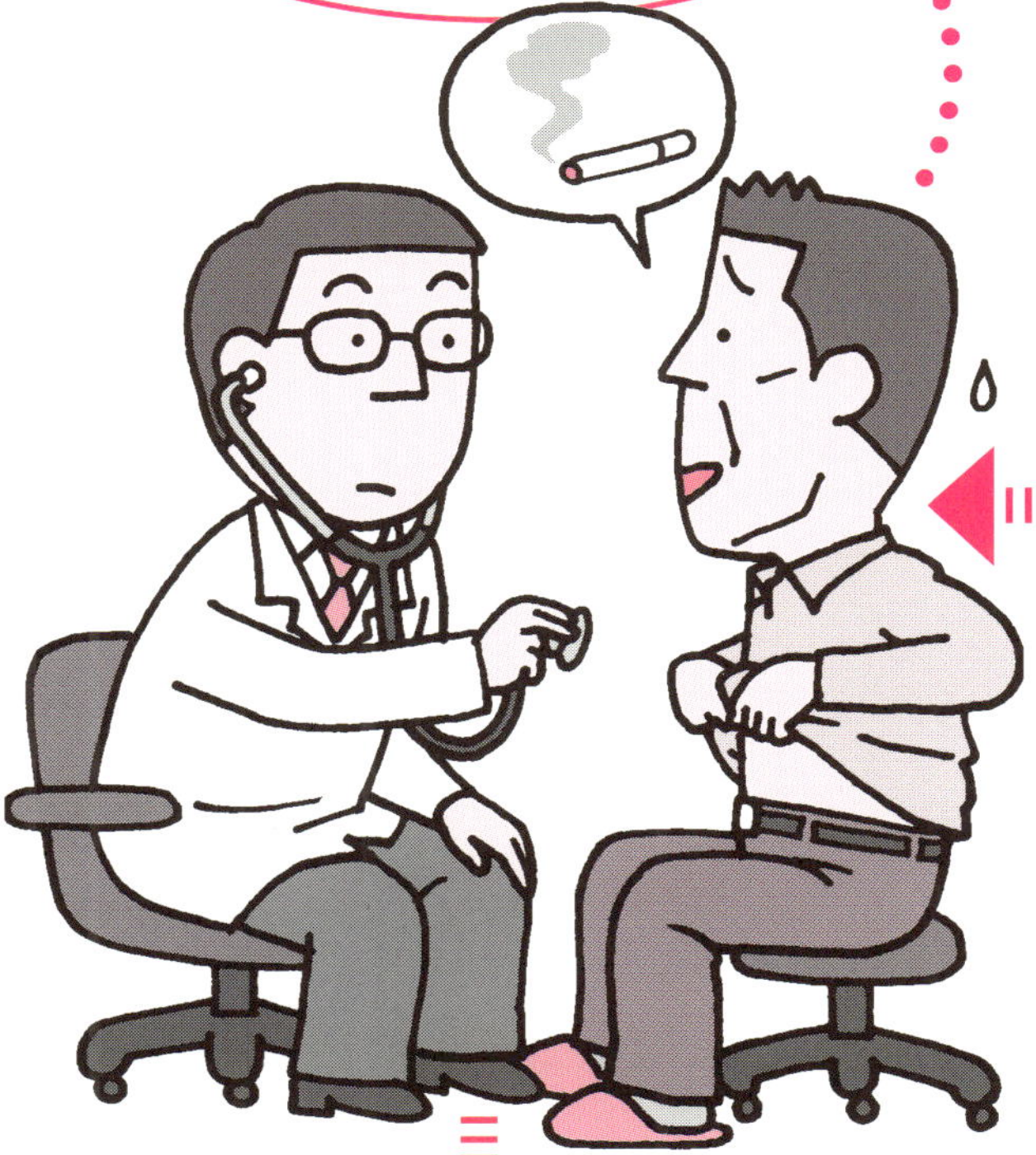

心臓発作かもしれないといわれ、Bさんは驚いた

循環器の専門医を受診することに

Bさんは、かかりつけ医に紹介状をもらい、循環器専門の医師がいる病院で検査を受けることにした

危険度

心筋梗塞に移行しやすい狭心症がある

狭心症のある人は、いつか心筋梗塞を起こすのではと不安を抱えているでしょう。実際、狭心症には心筋梗塞に移行しやすいタイプがあります。危険を知らせるサインがあるので、覚えておきましょう。

安定狭心症と不安定狭心症

狭心症は心筋梗塞へ移行する危険の大きさから、安定狭心症と不安定狭心症に分けられます。安定狭心症は発作の起こりかたや頻度、痛みの強さなどに一定のパターンがあります。一方、不安定狭心症ではそのパターンがくずれています。

狭心症

不安定狭心症
激しい運動をしたわけでもないのに発作が起こったり、安静時にも起こったりする。頻度も多い。痛み方も以前より強く、持続時間も長くなってくる

安定狭心症
急ぎ足をしたときなど、明確な発作のきっかけがある。発作時の痛み方や持続時間はいつもほぼ同じで、発作はニトロを使用すると治まる

（安定狭心症から不安定狭心症へ）移行することもある

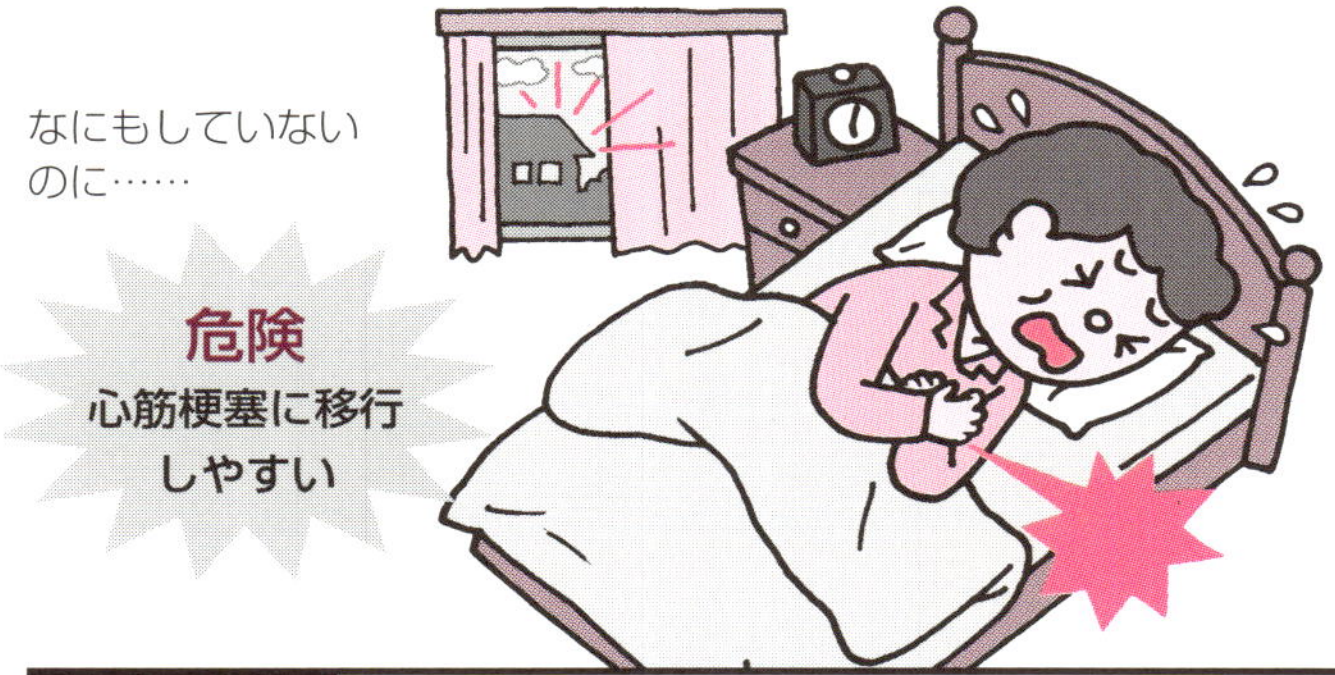

なにもしていないのに……
危険
心筋梗塞に移行しやすい

別のタイプ分け

狭心症は、上記の安定・不安定の分類のほかにも、別の視点からもタイプ分けができます。

発作が起きたきっかけから
- **労作性狭心症**：体を動かしているときに発作が出るタイプ
- **安静時狭心症**：就寝中など安静にしているときに発作が出るタイプ

冠動脈の血流低下の原因から
- **動脈硬化性**：冠動脈にプラークができて血流低下
- **冠れん縮性**：冠動脈がけいれんを起こして血流低下

不安定狭心症は危険度が高い

狭心症は心筋梗塞に移行しやすいかどうかによって、「安定狭心症」と「不安定狭心症」に分けられます。それを決定づけるのは、冠動脈の壁に起こる病的変化です。

冠動脈の内側の壁にプラーク（36ページ参照）ができ、血液の通り道が狭くなると狭心症の原因となります。人によってはこのプラークが非常にもろく、破裂しやすいことがあります。「不安定プラーク」といい、プラークの破裂によって発作が起こるものが「不安定狭心症」で、心筋梗塞に移行することもあります。

一方、プラークが安定しており、走るなどがきっかけで発作が起こるものが「安定狭心症」です。

不安定狭心症チェック

以下の項目にあてはまるときは、不安定狭心症から心筋梗塞に移行する危険があります。病院で必ず検査を受けましょう。

- □以前よりも発作の回数が増えた
- □軽めの運動や動作でも発作が起こるようになった
- □話をしているような安静時でも発作が起こるようになった
- □以前よりも発作のときの胸の痛みや息苦しさが強くなった
- □発作が起きたときの痛みがなかなか治まらなくなってきた
- □発作時の薬の効きが悪くなってきた

1つでもあてはまるときは

不安定狭心症が疑われる。放っておかず、その日のうちに病院で検査を受けることが大切。不安定プラークを調べるには、CTなどの画像検査が有効

↓

検査へ

（40〜43ページ参照）

不安定狭心症の危険因子がある人は気をつけよう

- ●家族に狭心症や心筋梗塞を起こした人がいる
- ●高齢　●男性　●脂質異常症
- ●高血圧　●糖尿病
- ●ヘビースモーカー

不安定狭心症から心筋梗塞に移行する人の割合は、心筋梗塞全体の約30%といわれている。特に上記の危険因子がある人は要注意

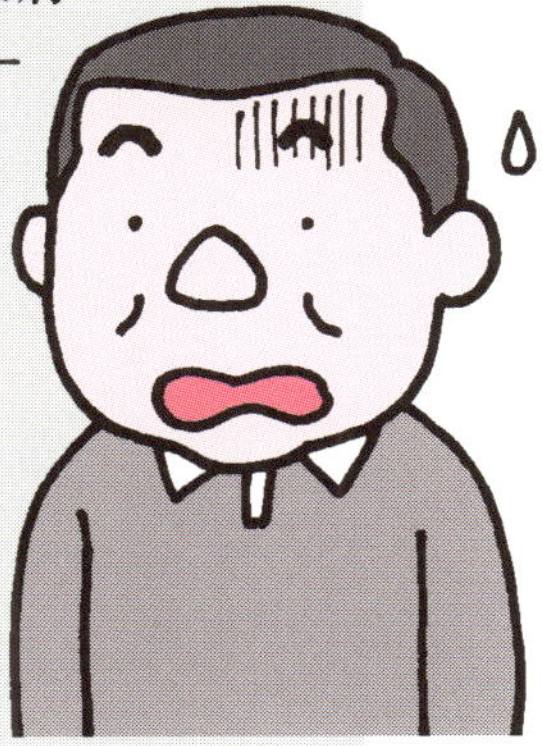

心筋梗塞

すぐに治療を受けなければ生命の危険が

心筋梗塞の発作は、狭心症の発作とは決定的に違います。狭心症の発作は安静にして薬を使えば治まりますが、心筋梗塞ではすぐに病院で治療をしないかぎり治まりません。手遅れになると命にかかわります。

冠動脈が完全にふさがっている

心筋梗塞ではプラークが破れて血栓ができ、冠動脈が完全にふさがれてしまいます。そのため、詰まった先への血流が途絶えます。

プラークが破れて冠動脈に詰まる

破れた部分を修復しようとして血小板や血液をかためる物質などが集まって血栓をつくる。この血栓で冠動脈がふさがる

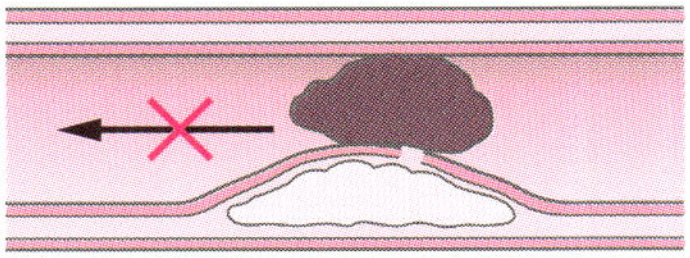

血流が途絶える

血栓が詰まると、その先には血液が流れなくなる

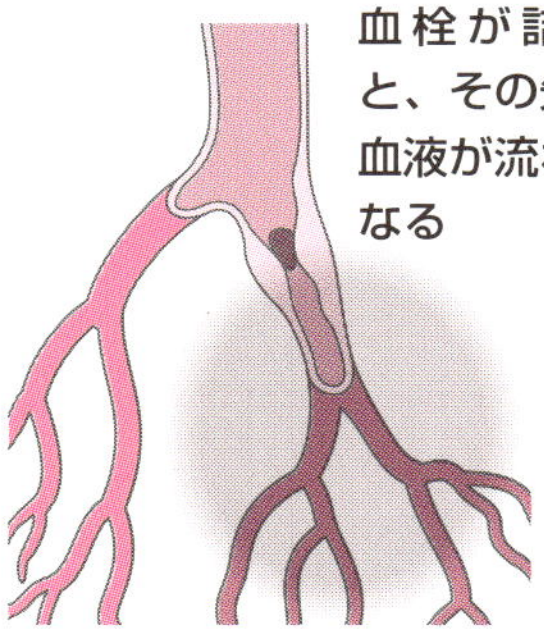

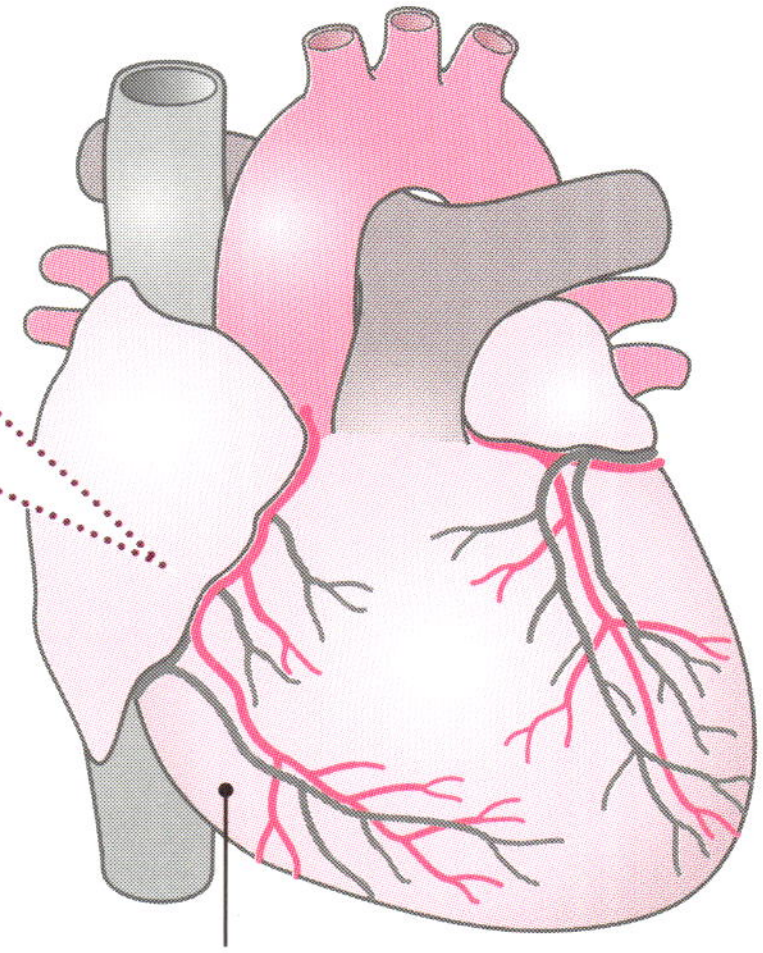

心筋が壊死に陥る

血液が流れてこないと酸素不足になって、心筋が壊死しはじめる

発症から三時間以内の治療が重要

心筋梗塞の発作は、命にかかわる不整脈を引き起こし、死に至る危険があります。

心筋梗塞を起こすと冠動脈が詰まって血液が流れなくなってしまうため、その先にある心筋の部分が酸素不足になって壊死《えし》が始まります。

心臓は働けなくなり、それが引き金で「心室細動」などの不整脈が起こるのです（28ページ参照）。

したがって、心筋梗塞の発作が起こった場合は一刻も早く病院へ運びます。

発症から三時間以内に治療を開始できれば、心臓のダメージを最小限に抑えられます。

血流が途絶えると……

心筋梗塞の発作が起こっても、それだけですぐに死ぬわけではありません。「心室細動」という危険な不整脈や急性の「心不全」が引き起こされることで、死に至る危険度が高まります。

発作が起こる!

冠動脈の血流が止まる

冠動脈内に血栓が詰まり、血流が途絶える

心筋が壊死しはじめる

血流が途絶え、酸素不足になると15～30分ほどで心筋が壊死しはじめる。そのため、心臓が動かなくなる

心筋の壊死の範囲が大きいと……

血栓が詰まった部位によっては、広範囲にわたって心筋が壊死することもある。範囲が大きいほど、心臓の機能のダメージも大きい

心臓のポンプ機能が低下。脳への血流も不足

心筋が壊死すると、全身に血液を送り出す心臓のポンプ機能が低下する。すると肺に水があふれて息苦しくなる(心不全)

「心室細動」という危険な不整脈を招く

心筋の壊死によって心臓の機能が低下すると、心室細動という不整脈を引き起こすことがある。心室細動が起こると心臓のポンプ機能が一瞬で失われ、心臓から全身に血液を送り出せなくなる(28ページ参照)。脳への血流も止まり数秒後には意識を失う。そのまま10分以上放置すると死に至る

生命の危険

急性冠症候群

突然死に直結しやすい発作が起こる

最近の研究から、プラークの破裂をきっかけに急激に冠動脈が詰まり、生命を危険にさらすことが多いとわかりました。画像検査でみて、動脈硬化による狭窄が直前まで小さくても油断できないのです。

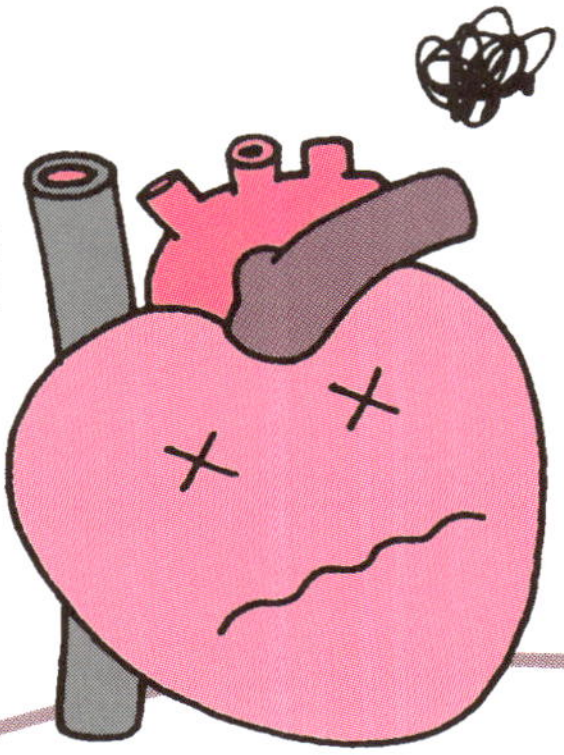

突然プラークが破裂して、心臓は大ダメージを受ける

心臓突然死を招く危険な病気

急性冠症候群（ACS:Acute Coronary Syndrome）とは、冠動脈のプラークが急激に破裂して突然死の引き金になる、非常に危険な病気の総称です。主に下記の２つがあります。

急性冠症候群（ACS）

不安定狭心症
心筋梗塞に移行しやすい危険なタイプの狭心症

急性心筋梗塞
冠動脈が完全に詰まることで心機能が急激に損なわれ、命にかかわる発作を引き起こす

↓

心臓突然死
心室細動などが引き金となって

自分ではACSとはわからない。心筋梗塞の症状が現れたら、すぐに救急車をよぶ

心臓の血管が急激に狭まったり詰まったりする

ひと昔前は狭心症や心筋梗塞の原因の多くは、冠動脈にできたプラークによって徐々に血管内腔が狭くなるためだと考えられてきました。労作性狭心症では冠動脈が七五パーセント以上狭窄すると、発作が起こるとされていました。

ところが、この定説にあてはまらなくても急性心筋梗塞や不安定狭心症を起こすこと、そしてそのほうが多いことがわかってきたのです。

その原因とされるのが、「不安定プラーク」。非常にもろく、破裂しやすいプラークです。突然破裂して血栓をつくり、冠動脈をふさいで突然発作を起こします。

冠動脈はどうなっている?

急性冠症候群は冠動脈にできた不安定プラークが突然破裂することで引き起こされます。

不安定プラークがある

不安定プラークとは、安定狭心症でみられるプラークと違い、被膜がとても薄く、中にたまっている粥《じゅく》腫《しゅ》(アテローム)も脂質の含有量が多くてもろい

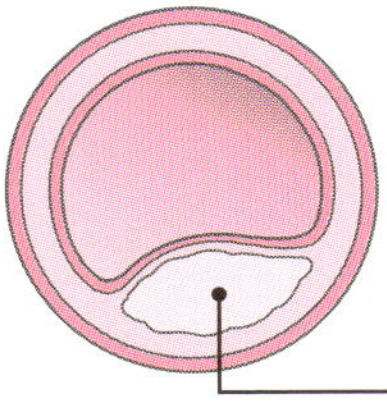

プラークが破れる

不安定プラークは狭窄の程度に関係なく、被膜が薄くて裂けやすい性質がある。急性冠症候群ではこのプラークが突然破裂する

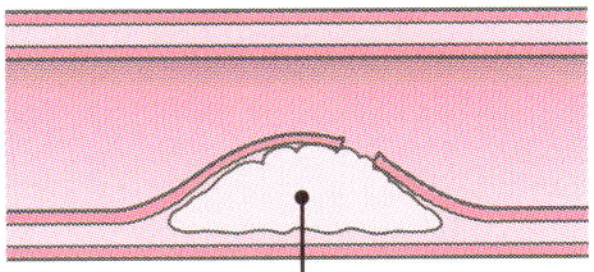

血栓がつくられる

プラークが破裂すると修復するために血小板や赤血球、凝固因子などの成分が集まってきて血栓ができる

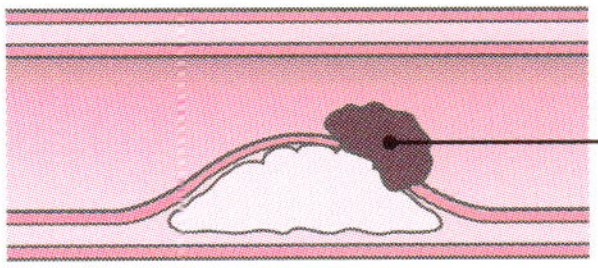

発作

冠動脈が狭まる

血栓が小さければ不安定狭心症の発作が出る

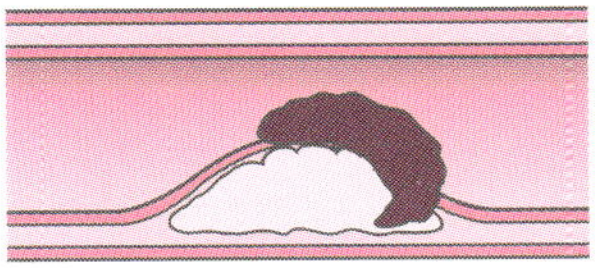

移行しやすい

血栓が15分以内に自然に溶けることも

冠動脈が詰まる

血栓が大きく、冠動脈に詰まって完全にふさぐと、血流が途絶えて急性心筋梗塞の発作を招く

発作

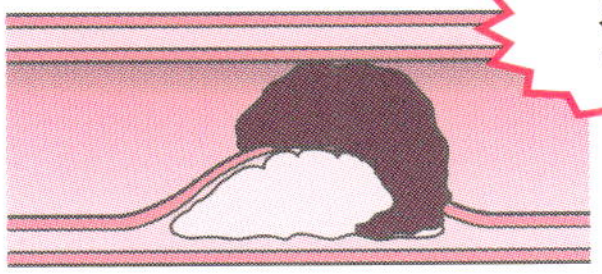

無痛性

発作が起こっているのに気づかない人もいる

ほとんどの場合、胸の痛みなどを感じて心臓の異変に気づきます。ところが、狭心症の発作が起こっていても痛みを感じず、見過ごしてしまう人がいます。特に高齢者や糖尿病の人によくみられます。

糖尿病のある人は注意

糖尿病による高血糖が続くと、合併症によって全身の血管や神経に障害が現れます。神経障害の影響で狭心症の症状に気づかず、いきなり命にかかわる大きな発作に至るケースが少なくありません。

糖尿病の合併症でプラークができやすい

高血糖によって血管が傷つきやすく、そこから酸化したLDLコレステロール（36ページ参照）が侵入するため、アテロームがたまってプラークが大きくなる

狭心症や心筋梗塞に進みやすい

プラークが大きくふくらんで冠動脈の動脈硬化が進行すると、血管が狭くなって狭心症や心筋梗塞を招く

ところが……

糖尿病の合併症で神経障害があると気づかない

糖尿病の神経障害では神経の働きが鈍くなり、痛みを感じにくくなる。こうした神経障害は、糖尿病を発症してから５年以上経過すると増えてくる

発作が起きても

狭心症の前ぶれや発作が起こっていても症状に気づかない。多少、違和感を感じる人もいるが、強い痛みではなく、見過ごされやすい

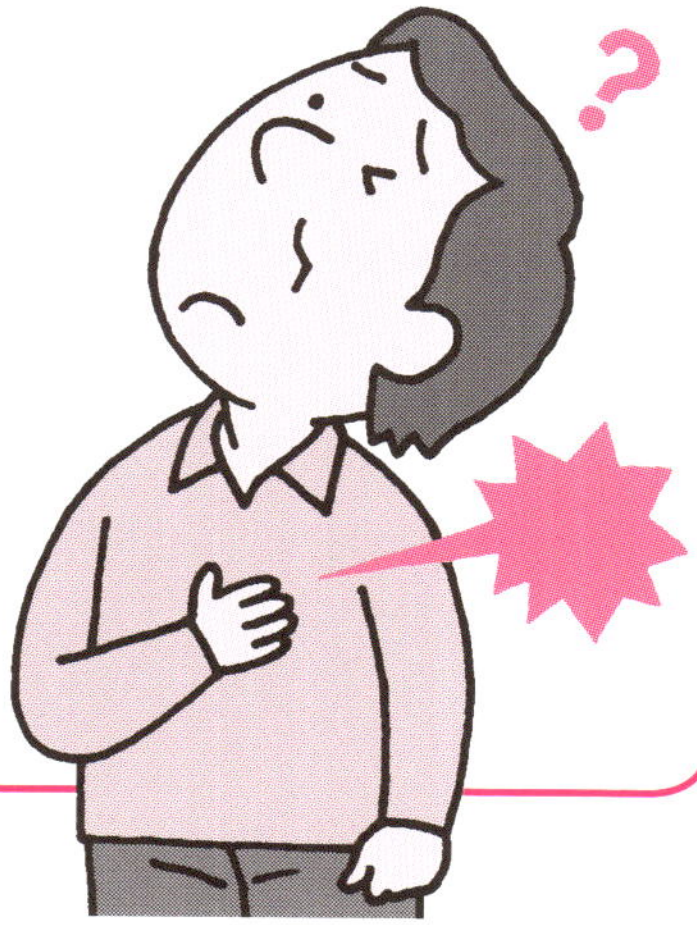

偶然、検査でみつかることもある

糖尿病のある人は合併症の心配があるため、定期的に通院して検査を受けています。そのおかげで偶然、狭心症を発見できることがあります。

痛みがなくても虚血が起こっている

なにも症状を感じていなくても、冠動脈の血流が途絶え、心臓が虚血状態に陥っていることがあります。これを「無症候性心筋虚血」といいます。

発作の自覚がなくても、検査で動脈硬化がある、あるいは冠動脈の狭窄があるなどと言われた人は、放置してはいけません。いつの間にか狭心症から心筋梗塞へ移行したり、あるいは最初から心筋梗塞の発作にみまわれることもあります。そうなると、心臓突然死という最悪の結果を招きかねません。

無症候性心筋虚血は、糖尿病のある人や高齢者に多いので、症状がなくても心臓の検査を受けておくと安心です。特に、糖尿病の人は動脈硬化が進みやすいことを自覚し、経過観察が大切です。

定期的に検査を

糖尿病のある人は主治医の指示に従って定期的に検査を受けることが肝心です。特に高齢者は、老化による影響も加わるので注意しましょう。

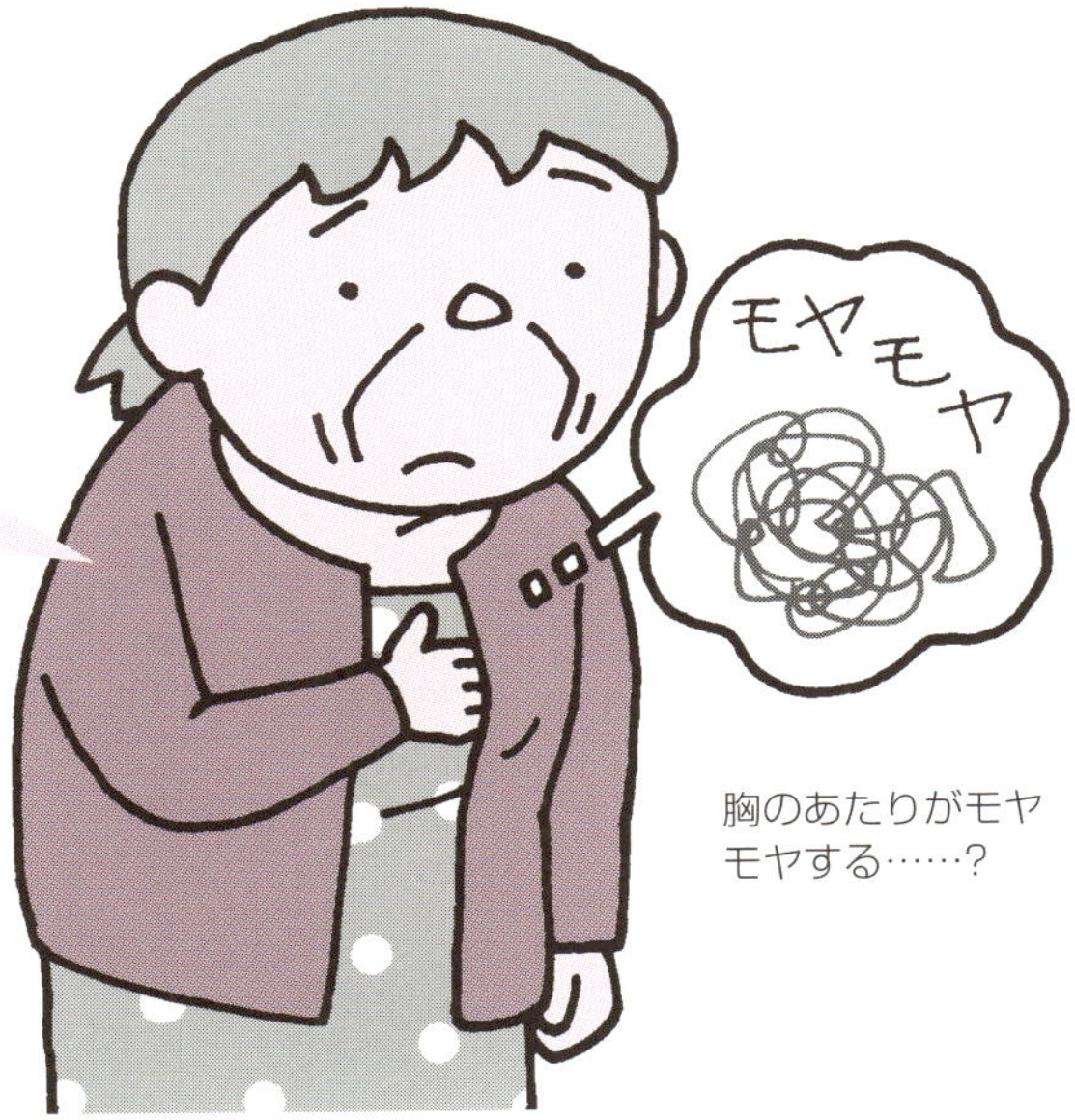

胸のあたりがモヤモヤする……?

加齢が影響して神経が鈍化?

老化によって神経の働きが衰えると、痛みが伝わりにくくなります。また、もともと痛みに強い人や痛みに鈍い人もいるので、下記の危険因子がある人は要注意です。

▼こんな人は要注意!

危険因子	年齢
●肥満している ●糖尿病がある ●高血圧がある ●脂質異常症がある ●喫煙習慣がある	男性40歳以上 女性50歳以上

2つ以上あてはまる人は運動負荷心電図検査を

左表の危険因子がある人は、運動負荷心電図検査などを受けておくと早期発見につながる

心室細動

命にかかわる不整脈を誘発する危険がある

心筋梗塞はもちろん怖い病気ですが、直接の死因になることはめったにありません。心筋梗塞によって「心室細動」という不整脈が誘発されることがあり、ほとんどの心臓突然死はこの不整脈が原因となっています。

心臓は収縮と拡張をくり返している

心臓は収縮と拡張をくり返し、ポンプのように一定のリズムで動きながら全身に血液を送り出し、そして再び戻すという働きをしています。

心房は

左右にそれぞれ左心房と右心房がある。左心房は右肺静脈と左肺静脈に、右心房は上大静脈と下大静脈につながっている

心室は

心房と同じく、それぞれ左心室と右心室に分かれている。左心室は大動脈と、右心室は肺動脈につながっている

▼刺激の伝わり方

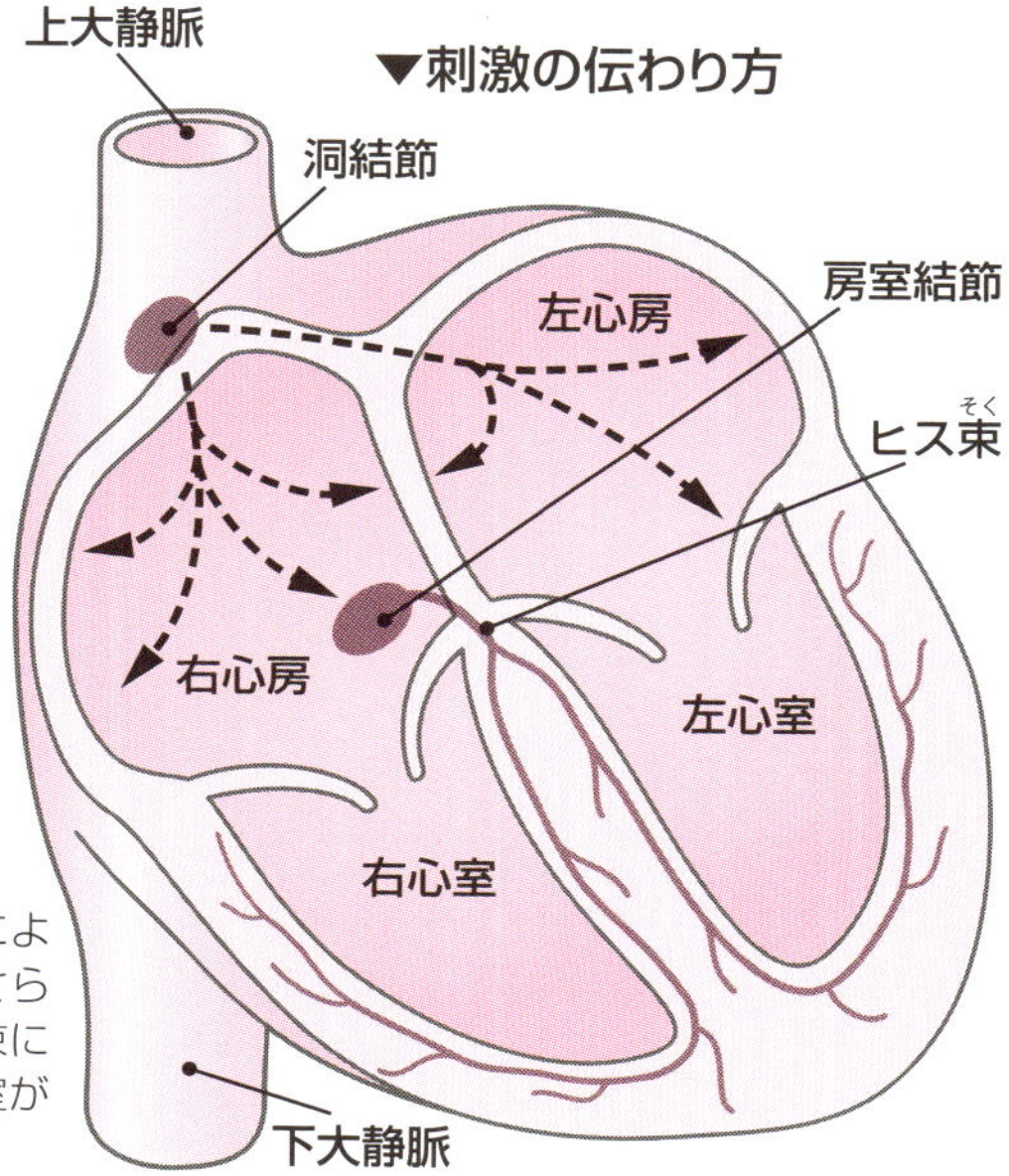

上大静脈
洞結節
房室結節
ヒス束《そく》
左心房
右心房
左心室
右心室
下大静脈

洞結節から発せられた電気刺激によって心房が興奮し、収縮する。さらに電気刺激は房室結節からヒス束に伝わる。その刺激が伝わると心室が収縮するしくみになっている

直接の死因になるおそれがあるのは不整脈

心臓は、上図にあるように洞結《どうけっ》節《せつ》という部位から発せられる電気信号により、心筋がリズミカルに動くことで機能しています。

不整脈とは、心臓のリズミカルな拍動に乱れが生じる状態です。ドキドキしたときに脈が速くなったり、ちょっと脈が飛んだりする現象は健康な人にも起こります。「心室細動」は不整脈のなかでも非常に危険なタイプです。心室細動が起こると心臓が収縮しなくなり、血液を送り出すポンプ機能が失われ、心停止となります。

心筋梗塞の発作はこの心室細動を誘発するおそれがあるため、緊急で治療します。

正常な心臓のポンプ機能

心臓は、右心房・右心室、左心房・左心室という上下左右に4つの部屋があり、心房と心室がリズミカルに収縮と拡張をくり返しながらポンプのように動いています（32ページ参照）。これによって全身に血液を送り出したり、再び戻したりしています。

①心房が収縮して、心室に血液が送られる

電気刺激によって左右の心房が収縮すると、心房から心室に血液が送り込まれる

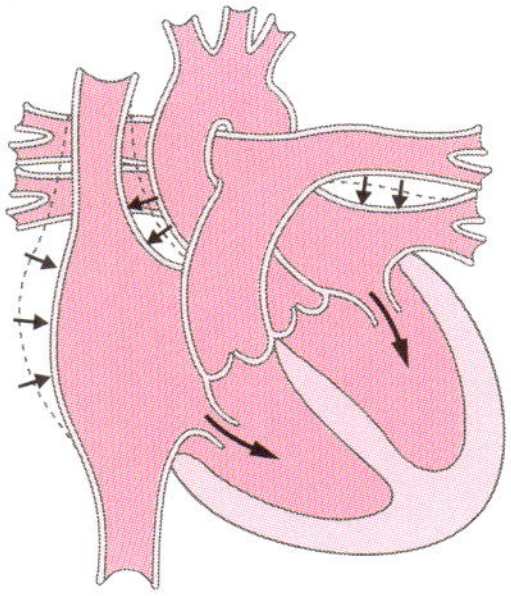

②心室が収縮して、動脈に血液が送られる

電気刺激が心室に伝わって心室が収縮すると、右心室からは肺動脈へ、左心室からは大動脈へと血液が送られる

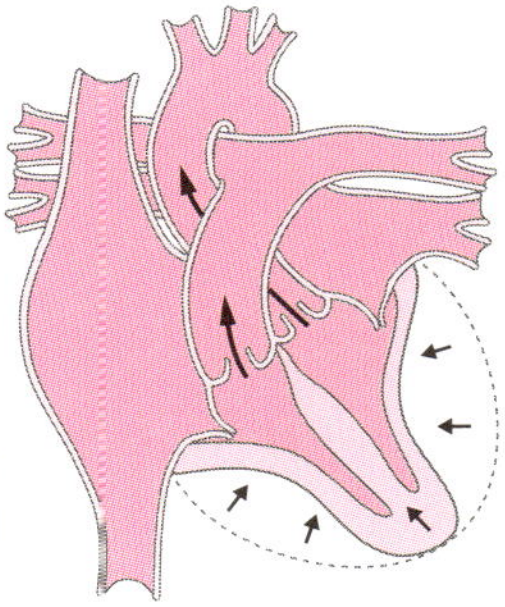

③心房・心室が拡張し、静脈から心房へ血液が戻る

およそ0.2秒後には電気刺激が収まり、心房が拡張を始めると、上大静脈と下大静脈、肺静脈から左右の心房にそれぞれ血液が戻り、続いて心室が拡張すると心房の血液が心室に流れ込む

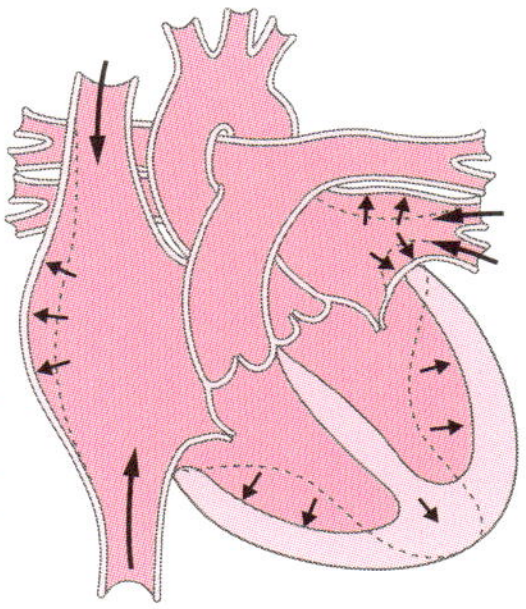

心室細動が起こると

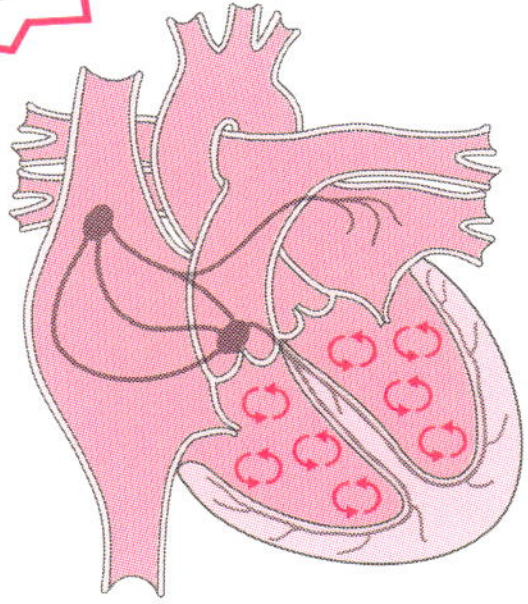

心室細動が起こると電気刺激があちこちで多発し、渦のようにグルグル回り続ける。その結果、心室がけいれんを起こして収縮できなくなり、心臓のポンプ機能が失われる

↓

３秒でめまいが起こり、５秒で意識を失って倒れ、やがて呼吸も止まる。４分以上続くと脳死状態になる

COLUMN

更年期以降の女性に多い「第三の狭心症」

冠動脈よりも細い血管がけいれんする

狭心症には特に女性に多くみられるものがあります。それが「微小血管狭心症」です。冠動脈ではなく、心臓の細い血管がけいれんすることで起こる狭心症です。

まだ詳しいことはわかっていませんが、更年期以降の女性に多いことから、女性ホルモンの分泌低下との関係が指摘されています。

もともと女性ホルモンには血管を拡張する作用があるため、更年期以前の女性は男性よりも狭心症や心筋梗塞を起こすリスクは低いのですが、更年期を迎えて女性ホルモンの分泌が急激に減少すると状況が変わります。

微小血管狭心症は、おそらくホルモンの影響で心臓の血管がけいれんを起こすと考えられています。

治療薬もほかの狭心症と異なります。微小血管狭心症の発作にはニトロはあまり効かず、カルシウム拮抗薬が効くケースが多いとわかっています。

まずは心臓の検査を受けることが大切

微小血管狭心症は診断法がまだ確立しておらず、すぐに診断がつかないため、ドクターショッピングの原因になることもあるようです。しかも、ほかの病気の症状とも非常にまぎらわしいため、慎重に検査を進める必要があります。

胸の痛みや息苦しさといった症状が出たときは、自己判断をせず、必ず検査を受けて、命にかかわる狭心症や心筋梗塞の疑いを除外することが先決です。

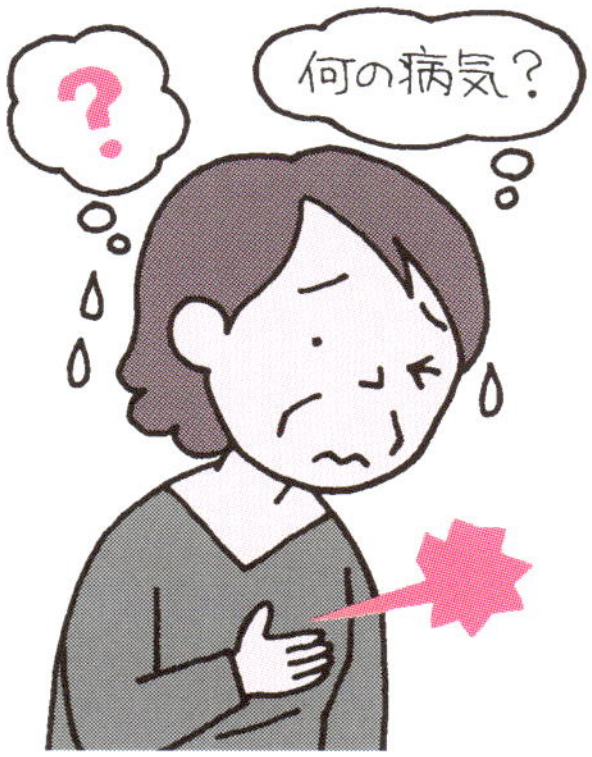

まぎらわしい病気があるので気をつけて

消化器の病気や更年期障害などでは似た症状があるが、勝手に決めつけないこと

2

狭心症・心筋梗塞が起こるしくみを理解する

狭心症・心筋梗塞は、
冠動脈という心臓の重要な血管にある病変が原因となります。
この章では、なぜ冠動脈が狭くなったり、血栓が詰まってしまうのか、
そのしくみを解説します。今後、重大な発作を防ぐためにも
正しい知識をもっておくことが大切です。

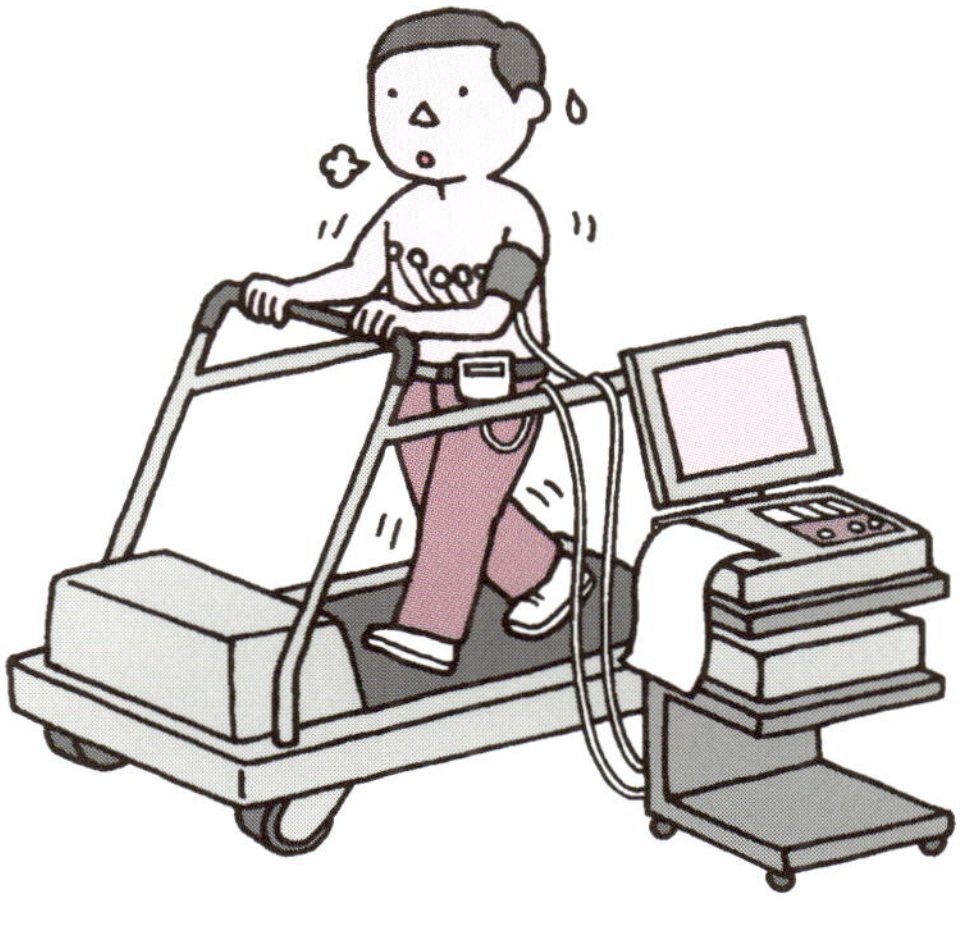

冠動脈とは心筋に血液を供給する血管

狭心症や心筋梗塞は、冠動脈の異常によって起こります。とはいえ、冠動脈がどこにあり、どんな役割を果たしているのか知らない人も多いでしょう。その役割を知ると、発作が起こるしくみも理解できます。

冠動脈からの血液で心臓は動いている

休みなく働き続ける心臓に酸素と栄養を供給するには、大量の血液が必要です。その血液を供給しているのが「冠動脈」です。心臓表面を冠のように覆《おお》っていることから名づけられました。

心臓は筋肉のかたまり

心臓は心筋という強い筋肉でできている。1分間に60～80回も収縮と拡張をくり返しながら、全身に血液を送り出す。この働きをするために心筋にも大量の血液が必要で、冠動脈から供給される

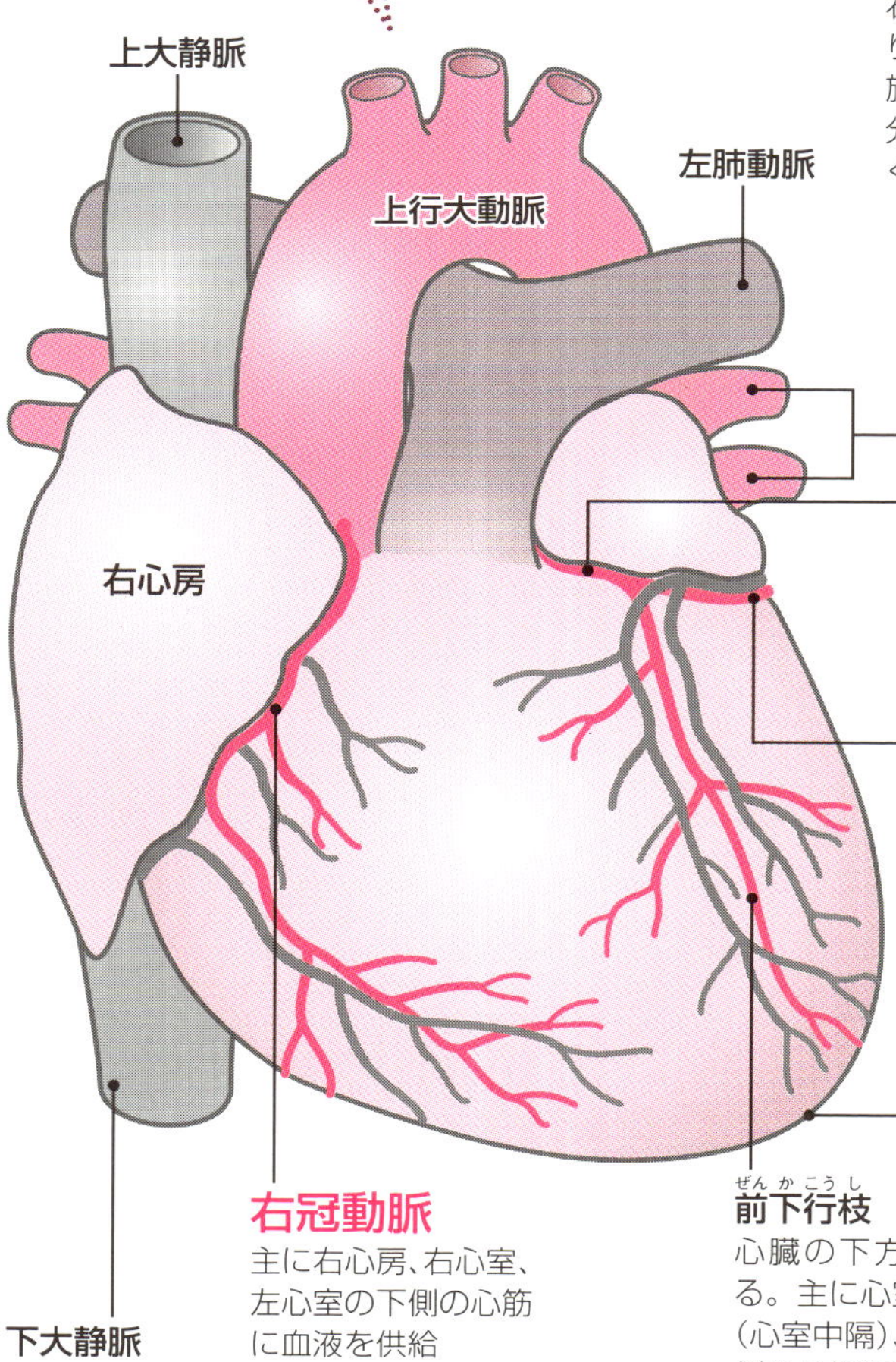

右冠動脈と左冠動脈があり、さらに左冠動脈は「回旋枝」と「前下行枝」に分かれ、心臓全体に細かく張り巡らされている

左冠動脈
上行大動脈から出て、回旋枝と前下行枝に分かれている

回旋枝《かいせんし》
心臓の裏側に向かって延びている。主に左心房、左心室の側壁の心筋に血液を供給する

右冠動脈
主に右心房、右心室、左心室の下側の心筋に血液を供給

前下行枝《ぜんかこうし》
心臓の下方に延びている。主に心室を分ける壁（心室中隔）、左心室の前側の心筋に血液を供給

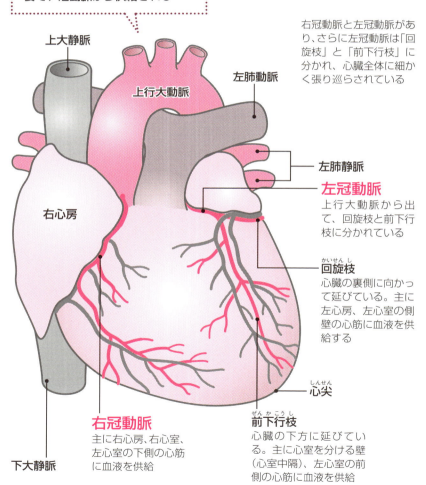

心臓は全身に血液を循環させる要

心臓は全身に血液を送り出していますが、そのルートには「体循環」と「肺循環」の2つがあります。心臓から送り出された血液が、この2つのルートを経て再び心臓に戻ってくるまで、わずか数十秒という速さです。

肺循環（小循環）

体循環後に戻ってきた血液は、右心房から右心室に送られ、肺動脈経由で肺に入ってガス交換が行われる。酸素と二酸化炭素を交換したのち、肺静脈から左心房に戻ってくる

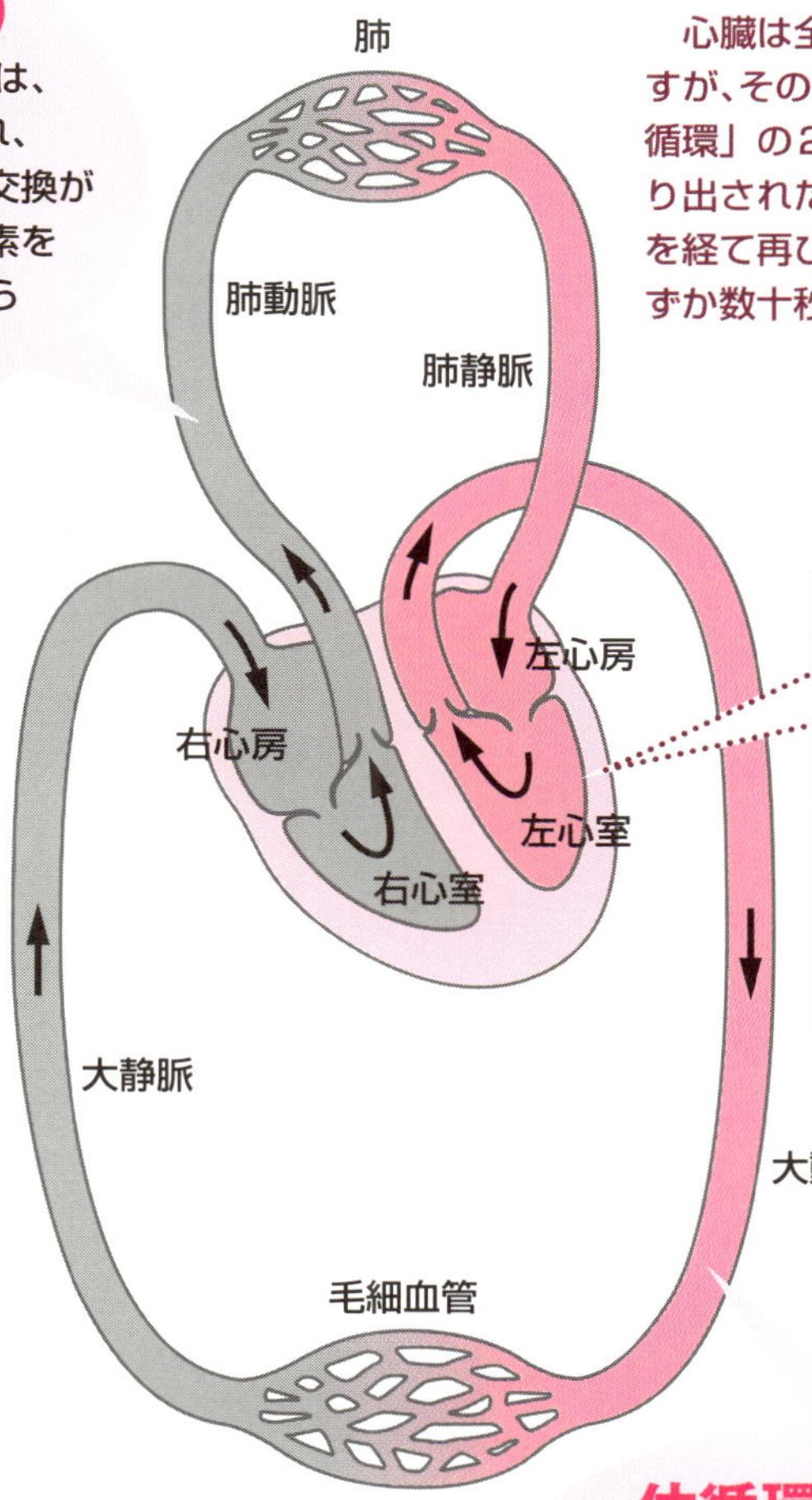

心臓は拡張と収縮をくり返す

心臓は、心筋がドクンドクンと収縮と拡張をくり返して全身に血液を循環させている。これを拍動という

体循環（大循環）

左心房から左心室へ送られた血液は、大動脈を経て全身に送られる。大動脈から末梢の毛細血管まで全身を巡り、細胞に酸素と栄養を供給し、代わりに二酸化炭素と老廃物を受け取って上・下大静脈から右心房に戻ってくる

心臓のポンプ機能を維持する

心臓は生命を維持するため一秒も休むことなくポンプ機能によって全身に血液を循環させています。その活動をするために、心臓そのものにも大量の血液が必要です。冠動脈は、心臓の筋肉に血液を供給するとても重要な血管です。

狭心症や心筋梗塞は冠動脈が狭くなったり、詰まったりして血液の流れが滞ることが原因で起こります。冠動脈の重要性からみて、それがどれほど危険な状態なのか理解できるでしょう。

発作のしくみ

冠動脈の血流が途絶えることによって起こる

狭心症や心筋梗塞の発作は、なんらかの原因によって冠動脈の血流が悪くなることで起こります。血流が悪化し、必要な酸素や栄養素が不足したため心筋が悲鳴を上げているのです。

冠動脈が部分的に狭まっている

狭心症の発作は、冠動脈の一部が狭まっていたり（狭窄）、けいれんを起こして狭くなったりすることが原因です。

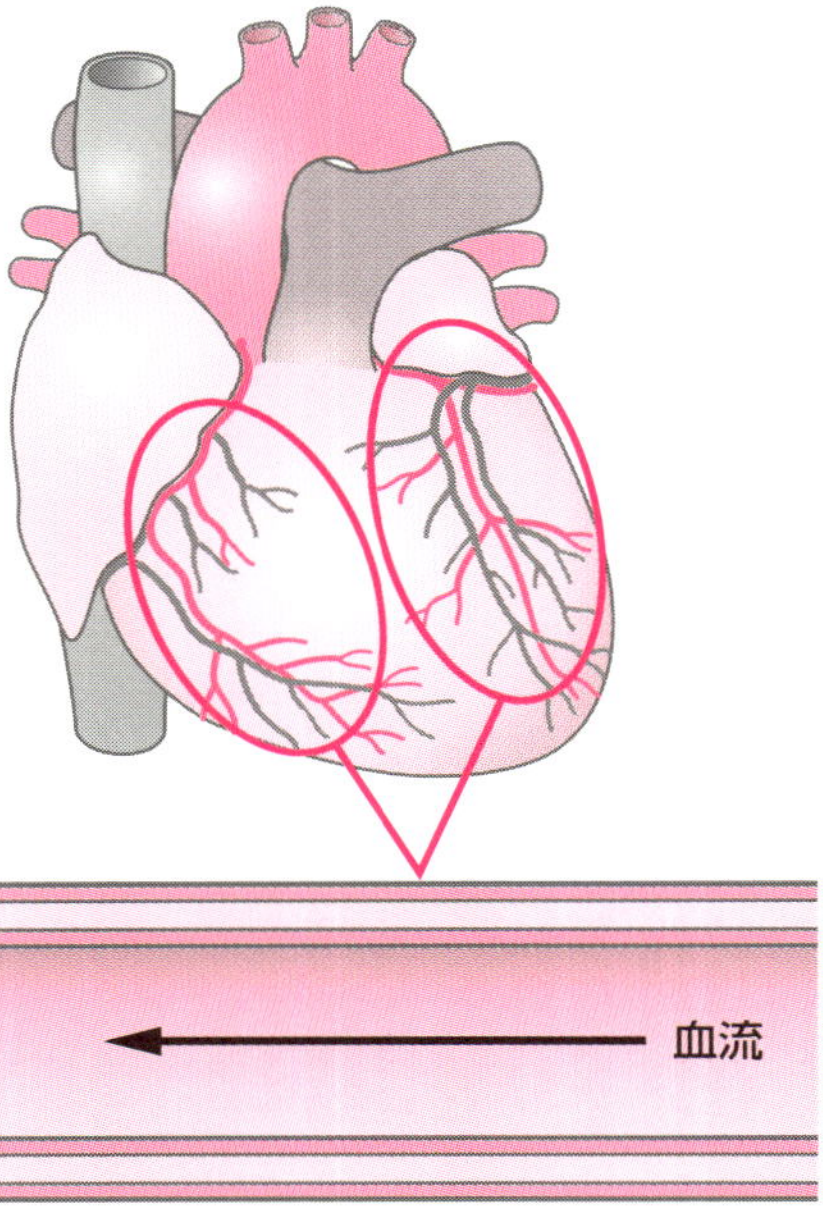

正常な血流は

冠動脈の血管内腔《ないくう》（血液の通り道）が正常な状態に保たれており、スムーズに血液が流れる

ところが

徐々に狭くなる

冠動脈に動脈硬化があって血管内腔が部分的に狭くなっていると、そこから先に血液が流れにくくなる。労作性狭心症の多くは、こうした冠動脈の動脈硬化が原因

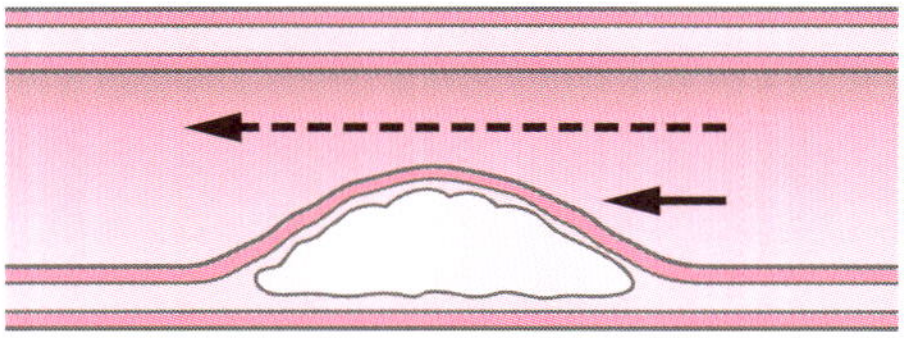

または

けいれんして狭くなる

安静時狭心症の多くはストレスなどが原因で冠動脈がけいれんを起こすことによって部分的に血管内腔が狭くなり、血流が悪化することが原因

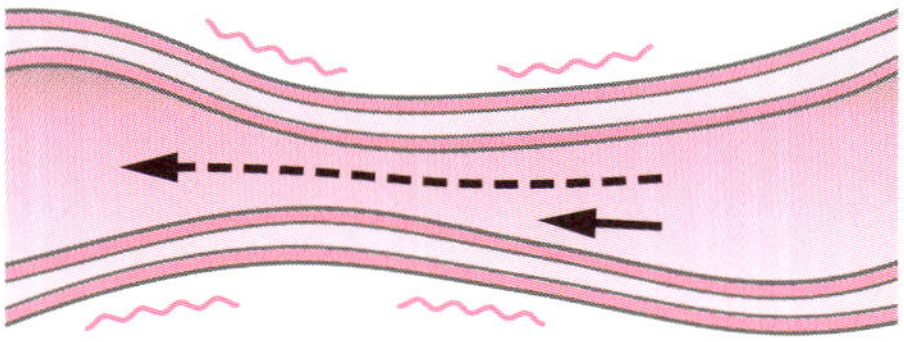

血流不足によって「虚血」状態になる

　狭心症と心筋梗塞は、冠動脈の血流が一時的あるいは完全に途絶え、「虚血」状態になることが原因で起こります。

　血流が不足すると、その先に必要な酸素が届かず、心筋が酸素不足に陥って発作が起こります。このとき心臓のポンプ機能も低下するため、息苦しさや動悸などの症状が現れるのです。

　血流が途絶える原因は、冠動脈の内腔が狭くなったり、詰まったりすることです。狭くなって血流が悪くなると狭心症に、完全に詰まると心筋梗塞になり、命にかかわります。狭心症と心筋梗塞は、冠動脈が完全に詰まったかどうかの違いなのです。

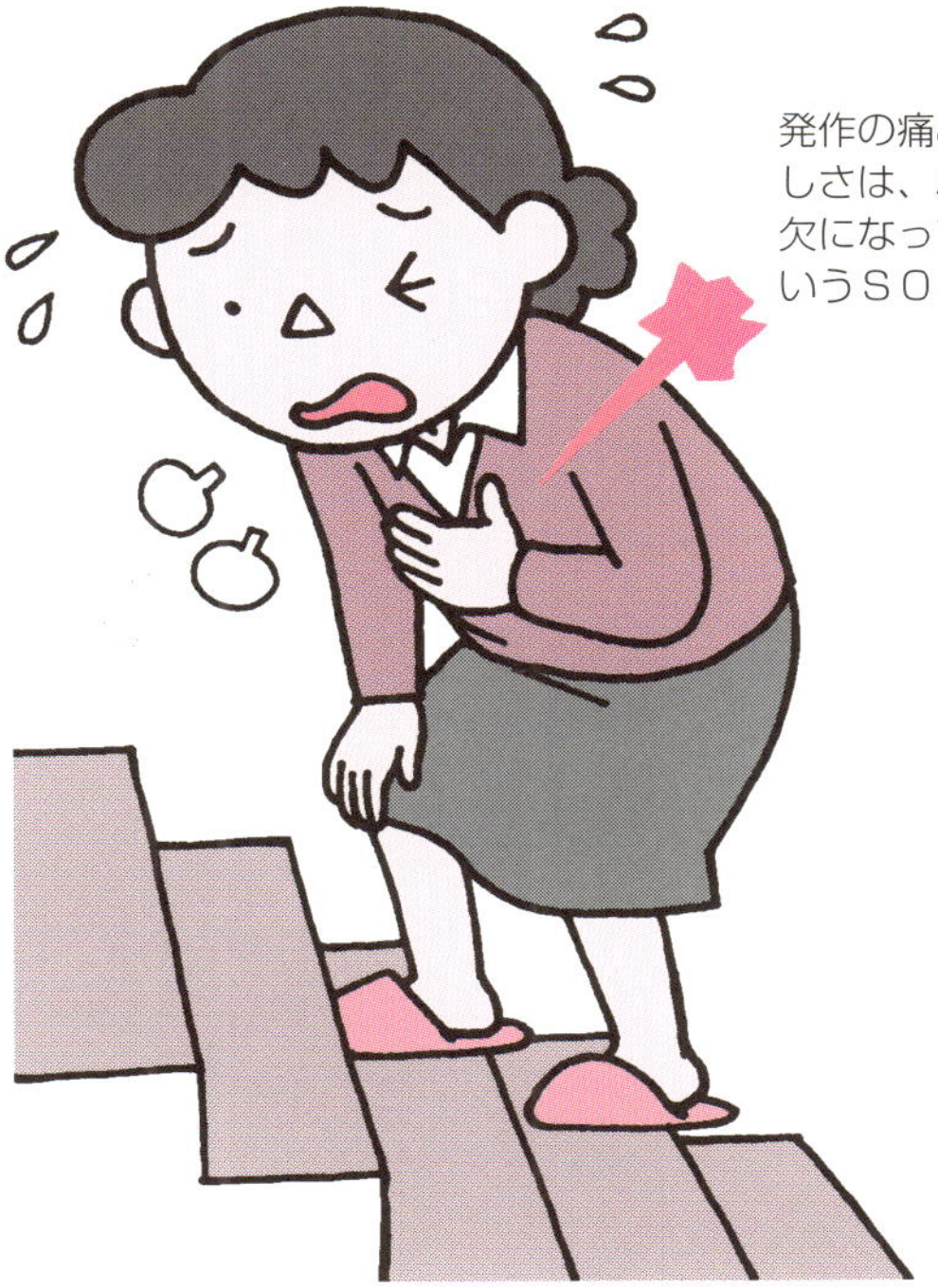
発作の痛みや息苦しさは、心筋が酸欠になっているというSOSサイン

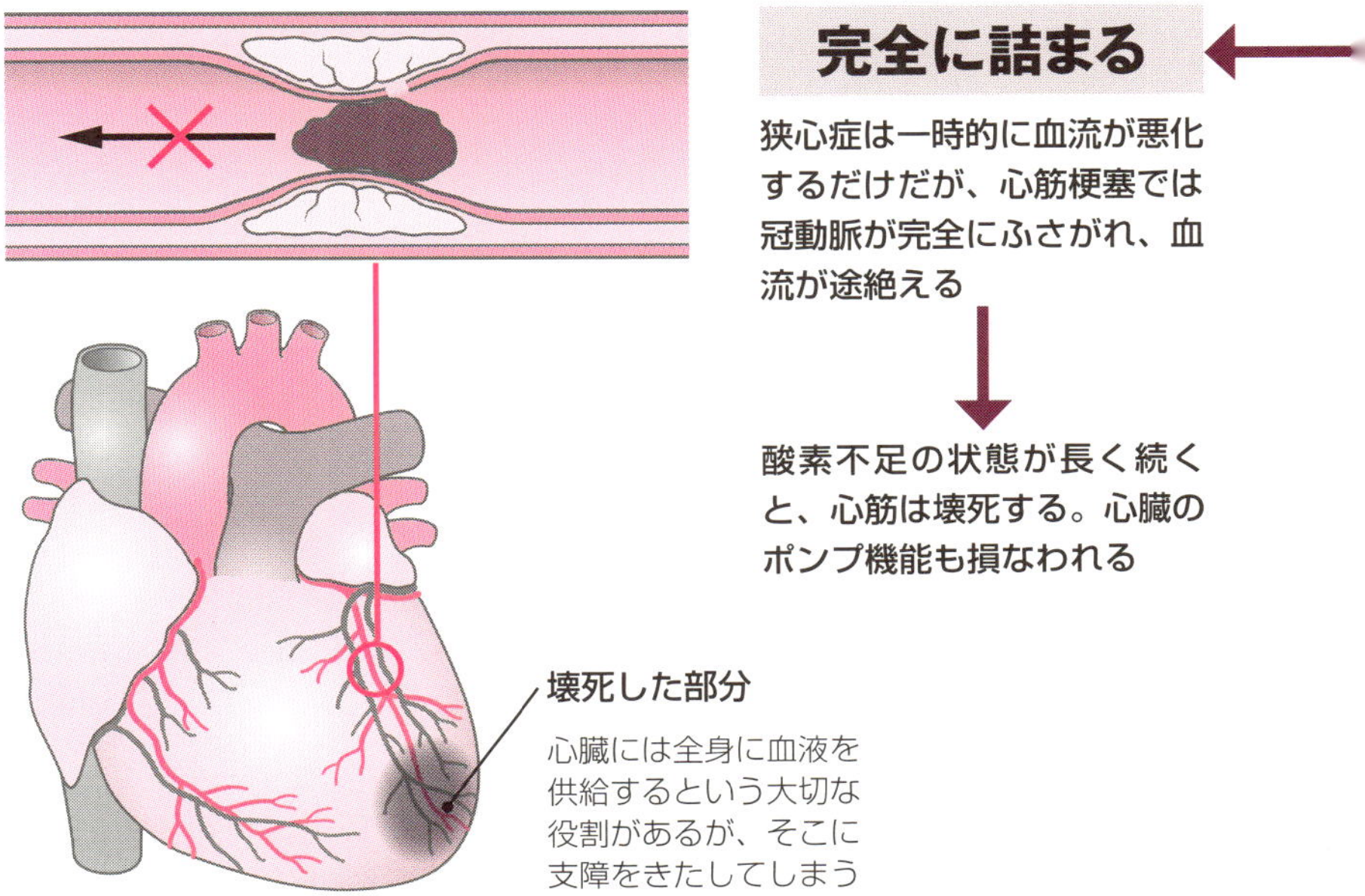
完全に詰まる
狭心症は一時的に血流が悪化するだけだが、心筋梗塞では冠動脈が完全にふさがれ、血流が途絶える
酸素不足の状態が長く続くと、心筋は壊死する。心臓のポンプ機能も損なわれる
壊死した部分
心臓には全身に血液を供給するという大切な役割があるが、そこに支障をきたしてしまう

原因①

冠動脈がプラークで狭くなったり詰まったりする

冠動脈に狭窄が起きたり、詰まったりする最大の原因は動脈硬化です。血管が硬くなり、弾力性やしなやかさが失われた状態になることです。なかでも狭心症につながりやすいのがアテローム性動脈硬化です。

発作の原因は動脈硬化

動脈硬化には大きく分けて３つの種類がありますが、狭心症や心筋梗塞の原因になりやすいのはアテローム性動脈硬化です。冠動脈の血管壁にプラークがたまるタイプの動脈硬化で、プラークが大きくふくらむと血液の通り道が狭くなります。

①血管の内皮細胞が傷つき、コレステロールが侵入する

いわゆる悪玉コレステロールと呼ばれるLDLコレステロールが血液中に増えすぎると、血管の内皮細胞が傷ついた部分からLDLコレステロールが入り込んでたまり、酸化する

②マクロファージが酸化したLDLコレステロールを取り込む

酸化したLDLコレステロールを排除しようと、免疫細胞のマクロファージが取り込んでいく。役目を終えたマクロファージが血管壁にたまる。これがプラーク（粥腫）

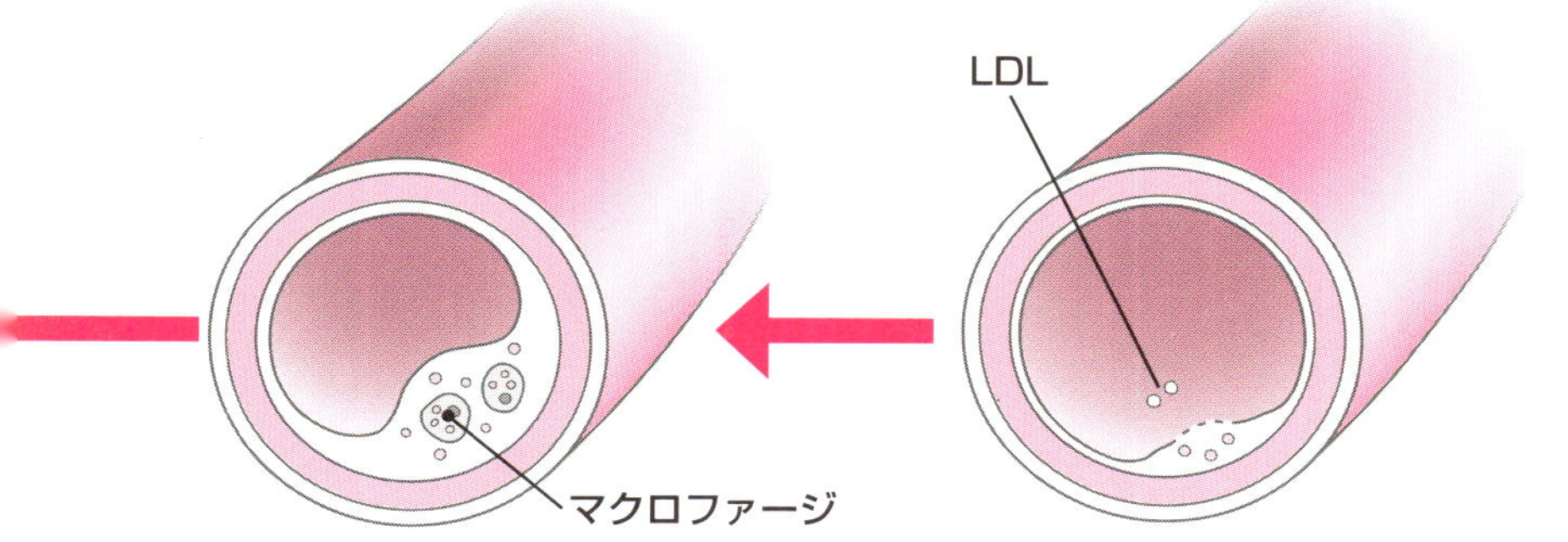

メタボのある人は注意

動脈硬化には、メンケルベルグ型動脈硬化、細動脈硬化、アテローム性動脈硬化の三つがあります。

メンケルベルグ型動脈硬化は血管の中膜という部分にカルシウムがたまるタイプで、血管壁がもろく破れやすくなります。細動脈硬化は主に高血圧によるもので、腎臓や脳などの細い血管に起こり、破裂しやすくなるタイプです。

狭心症や心筋梗塞の原因となるのは、上図のアテローム性動脈硬化です。メタボの人をはじめ、高血圧や高血糖、脂質異常症、肥満のある人は、そうでない人よりも特にアテローム性動脈硬化が進みやすいことがわかっています。

不安定プラークは膜が弱い

急性冠症候群（24ページ参照）の原因は、もろく破れやすい不安定プラークが原因。破れやすいうえ、中身もコレステロールなどの脂質が多くドロドロしている

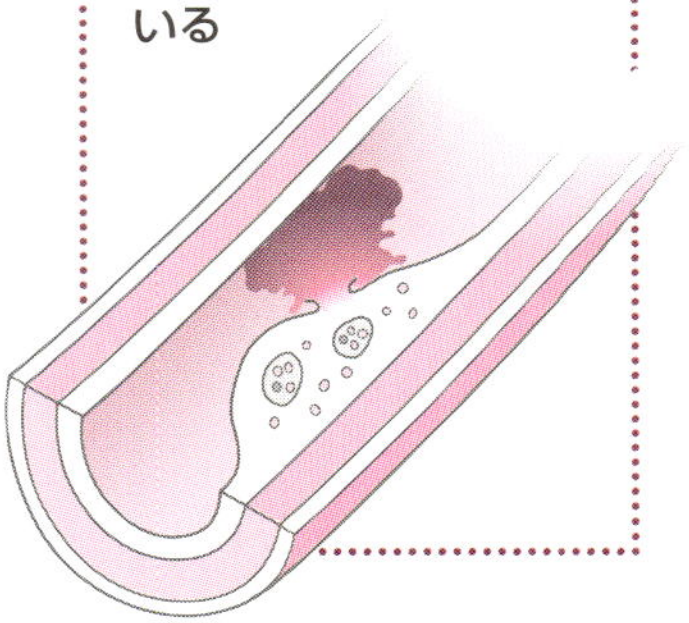

④心筋梗塞ではプラークが破れて大きな血栓ができる

大きくふくらんだプラークが破裂すると、その傷を修復するために血小板などが急いで集まって血栓になる。この血栓が大きくなると血管内腔を完全にふさぎ、心筋梗塞が起こる

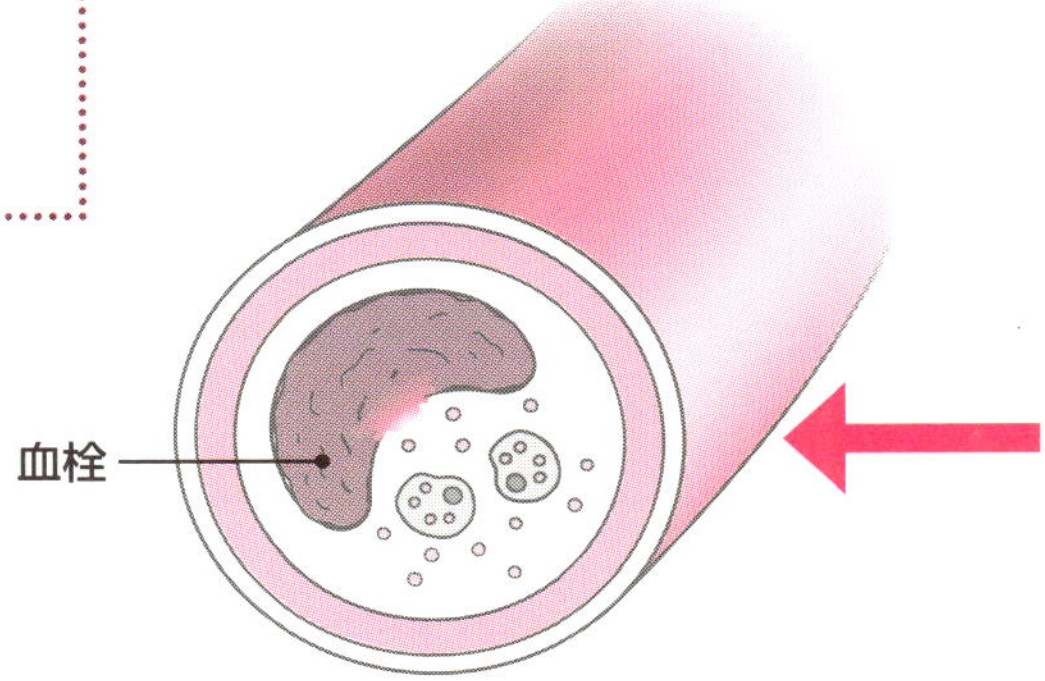

③プラークが厚くなり、血管が狭まる

プラークがどんどん大きくなるにつれ、血管の壁もふくらんでくる。その結果、血液の通り道が狭くなってしまう

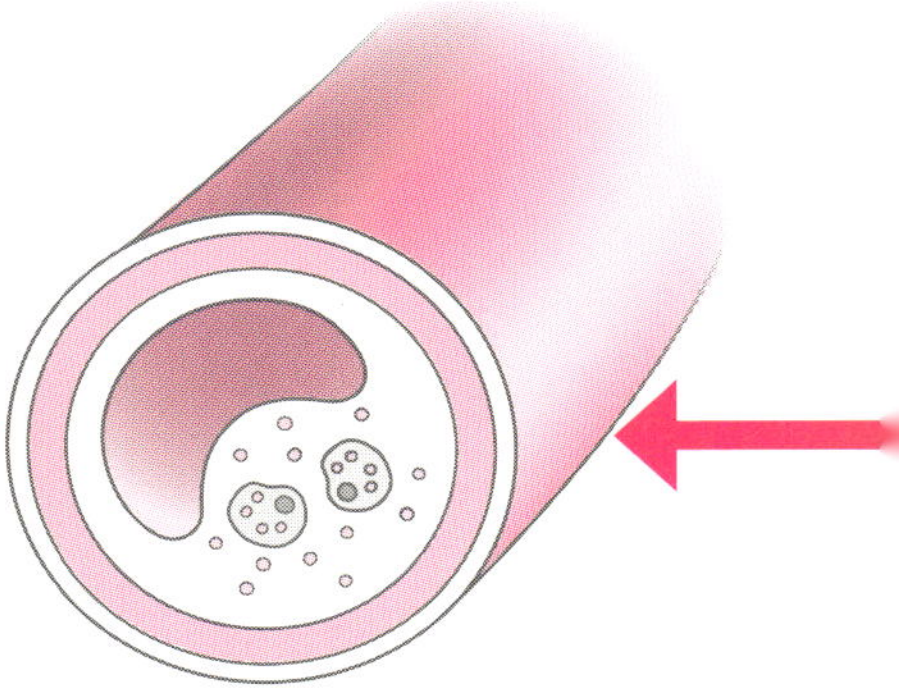

メタボがプラークをつくる

プラークがたまるアテローム性動脈硬化は、メタボリックシンドローム（通称メタボ）があると促されます。メタボの診断基準にあてはまる人は要注意です。

▼メタボの診断基準

1　腹囲　内臓脂肪型肥満の目安となる　男性85cm以上 女性90cm以上

2　血糖：空腹時血糖値が110mg/dl以上
血圧：最大（収縮期）血圧が130mmHg以上、最小（拡張期）血圧が85mmHg以上の両方またはいずれか
血中脂質：中性脂肪が150mg/dl以上、HDLコレステロールが40mg/dl未満の両方またはいずれか

腹囲に加え、血糖・血圧・血中脂質の3項目のうち、2項目以上があてはまるときはメタボリックシンドロームと診断される

原因②

なんらかの影響で冠動脈がけいれんする

安静時狭心症の原因は、主に冠動脈の一過性のけいれんです。なぜ、冠動脈がけいれんするのか、くわしい理由は不明です。アテローム性動脈硬化があまりみられないため、別の影響だと考えられています。

原因は喫煙や不眠、ストレス？

冠動脈のけいれんの原因はまだわかっていません。安静時狭心症の患者さんは動脈硬化があっても軽度です。一方、喫煙者や不眠のある人に多いことから、その関連性が指摘されています。

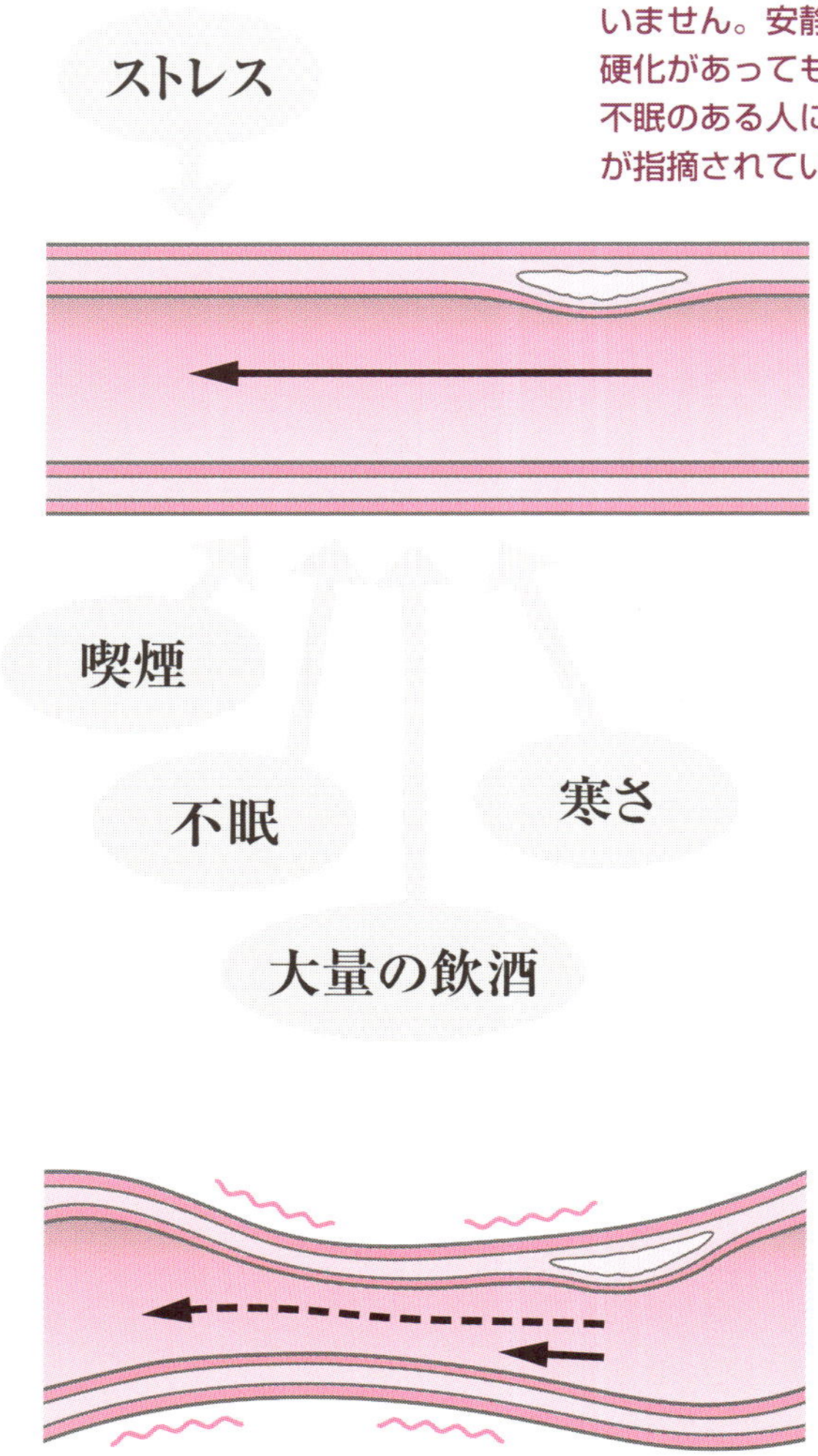

ベースに動脈硬化があっても……

安静時狭心症の人も加齢に伴い冠動脈の動脈硬化が多少はあるもの。しかし、狭窄が起こるほどではない

けいれんを起こし、血流が一時的に低下する

ストレスなどによって自律神経の働きが乱れ、それが引き金となってけいれんが起こると考えられている。けいれんによって部分的に血管が極度に狭くなると血流が低下し、発作が起こる

夜中や明け方に発作で目を覚ますことが多い

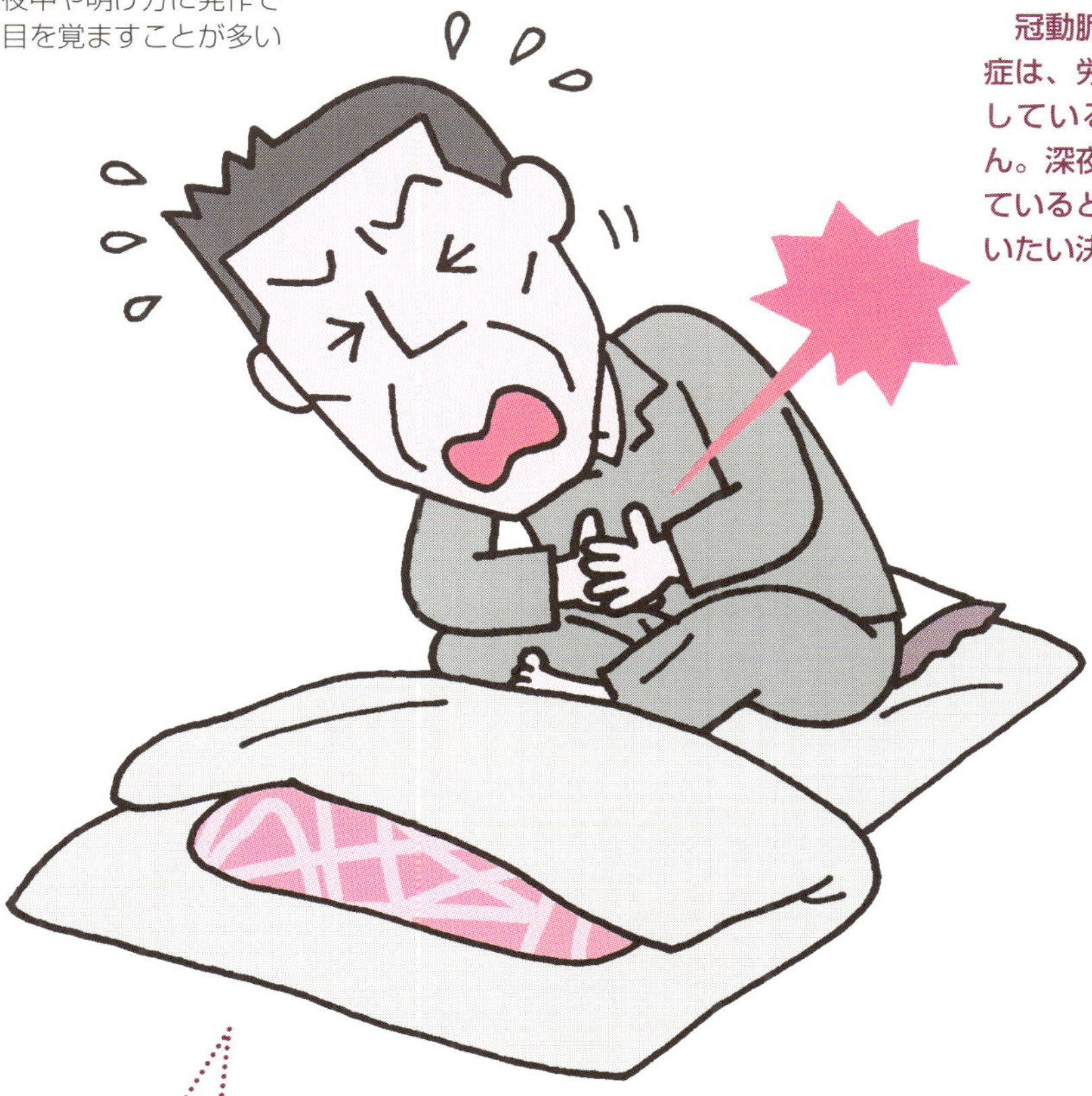

深夜に発作が起こりやすい

冠動脈のけいれんによる安静時狭心症は、労作性狭心症のように体を動かしているときには発作は起こりません。深夜や早朝など就寝中や安静にしているときに発作が起こり、時刻もだいたい決まっています。

安静時狭心症は冠れん縮が主な原因

安静時狭心症は、「冠《かん》れん縮《しゅく》性狭心症」と呼ぶことがあります。冠動脈のれん縮、つまりけいれんによって起こる狭心症という意味です。けいれんを起こすと、冠動脈が部分的にギュッと狭まり、血流が一時的に途絶えて発作が起こるのです。冠動脈のけいれんを「スパズム」ともいいます。

けいれんが起こるのは、喫煙や不眠、大量の飲酒、ストレス、寒さなどで自律神経の乱れが関係していると考えられています。

なお、安静時狭心症がプラークの破裂が限定的に生じて心筋梗塞の前兆として起こっている場合（不安定狭心症）もあり、油断できません。初回の発作や、これまでとは異なるパターンで発作が起こったときは、必ず受診しましょう。

心電図の検査でも特徴がある

心電図をとると、アテローム性動脈硬化による労作性狭心症では運動時に ST 部が下がることが多いが、けいれんによる安静時狭心症では発作時に逆に ST 部が上昇するパターンがよくみられる（41 ページ参照）

検査・診断①

心電図や画像検査で心臓を調べる

狭心症や心筋梗塞の診断で重要なのが心電図検査です。安静時だけでなく、運動負荷検査や二四時間測定などでくわしく調べます。また、最近では血液検査で心筋梗塞を発見できるようになりました。

問診と血液検査をおこなう

狭心症が疑われるときは、まず問診と血圧測定や聴診などの診察をおこない、続いて心電図検査、さらに血液検査をおこないます。胸部のエックス線撮影や心エコー検査をすることもよくあります。

問診（診察）

発作と思われる症状が現れたときの状況をできるだけくわしく医師に伝える

▼問診のポイント

- どこに、どんな痛みがあるか、強さはどれくらいか、持続時間はどれくらいか
- 痛みが出たきっかけやタイミングがあるか
- これまでに似たような症状があったか
- ほかにはどんな症状があったか

血液検査

コレステロールや中性脂肪などの血中脂質、血糖値といった動脈硬化の危険因子がないかを調べる。下の３つは心筋の状態がわかる検査項目

▼主な検査項目

項目	基準値
LDL コレステロール	60〜139mg/dl
HDL コレステロール	40〜100mg/dl
中性脂肪	30〜150mg/dl
血糖	80〜110mg/dl
ヘモグロビンA1c(HbA1c)	4.3〜5.9%
CK（クレアチンキナーゼ）	男性：60〜250U/L 女性：50〜170U/L
GOT(AST)	10〜35U/L
LDH	120〜220U/L

心筋マーカーで早期診断が可能になった

心筋梗塞は「トロポニンT」という心筋マーカーを調べることで、迅速に診断できるようになりました。トロポニンTとは、心筋がダメージを受けたときに血液中に増えるたんぱくの一種で、血液検査で検知された場合は心筋梗塞が起こったと判定されます。

安静時心電図でわからないときは

労作性狭心症は安静時だと心電図に異常が現れにくいため、医師の監督下で自転車こぎや歩くなどの運動で心臓に負荷をかけて心電図をとる。夜間の発作をとらえるために24時間記録できるホルター心電図をとることもある

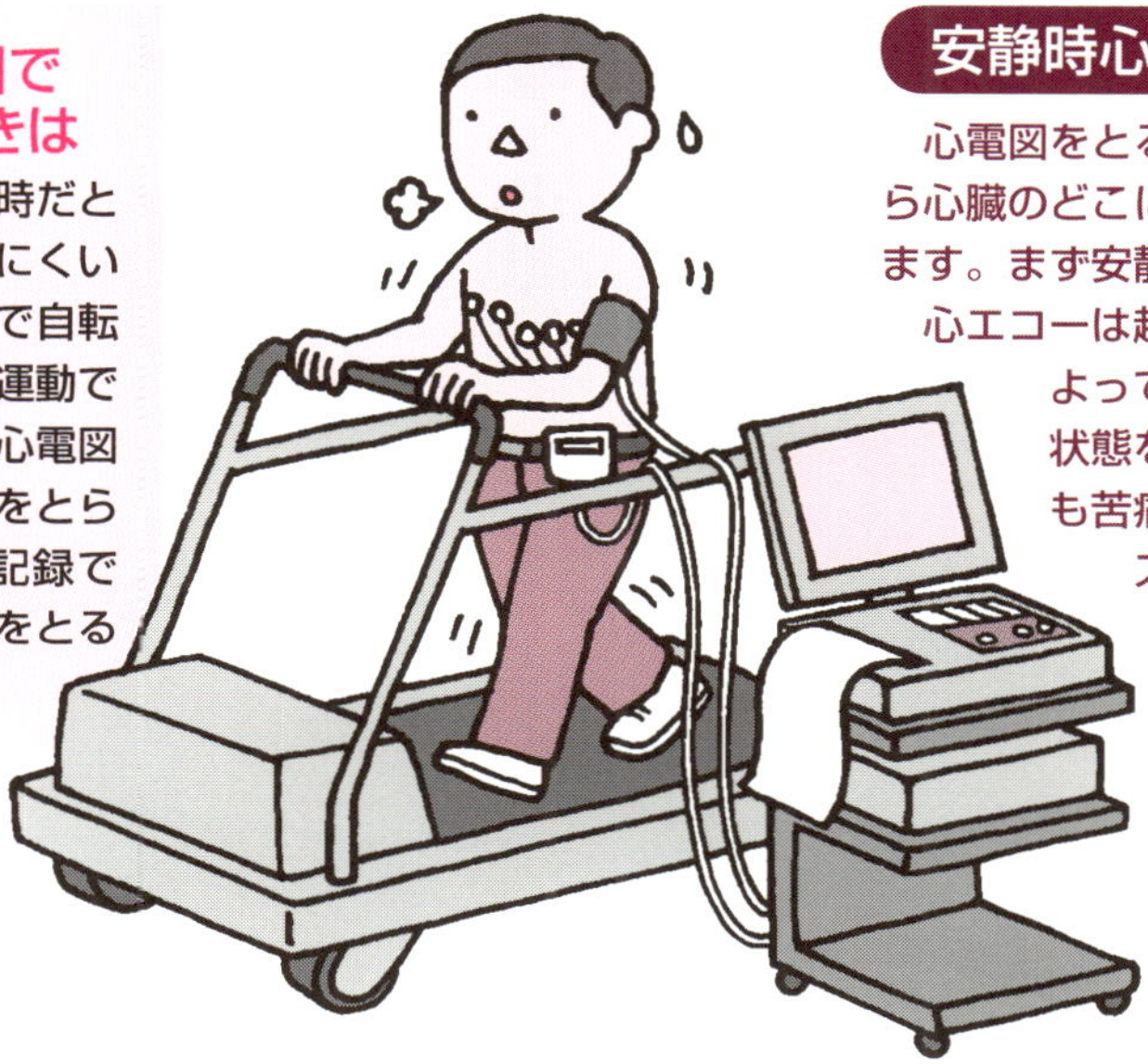

安静時心電図と心エコーも

心電図をとると、波形や間隔の乱れから心臓のどこに異常があるのかがわかります。まず安静時の心電図をとります。
心エコーは超音波を当て、その反射によって心臓の形や動き、血流の状態を調べる検査です。どちらも苦痛が少ないので、リラックスして受けましょう。

循環器専門医のいる病院で検査を受ける

狭心症や心筋梗塞が疑われるときは、循環器専門の医師がいる病院を受診します。問診をはじめ、血液検査や心電図、心エコーなどでおおよその診断が可能です。

診断が難しい場合は、冠動脈CT検査などの画像検査（42ページ参照）をおこなうこともあります。

なお、心筋梗塞は一刻を争うため、救急で搬送されたら検査をしながら同時に治療も進めます。

▼基本的な波形

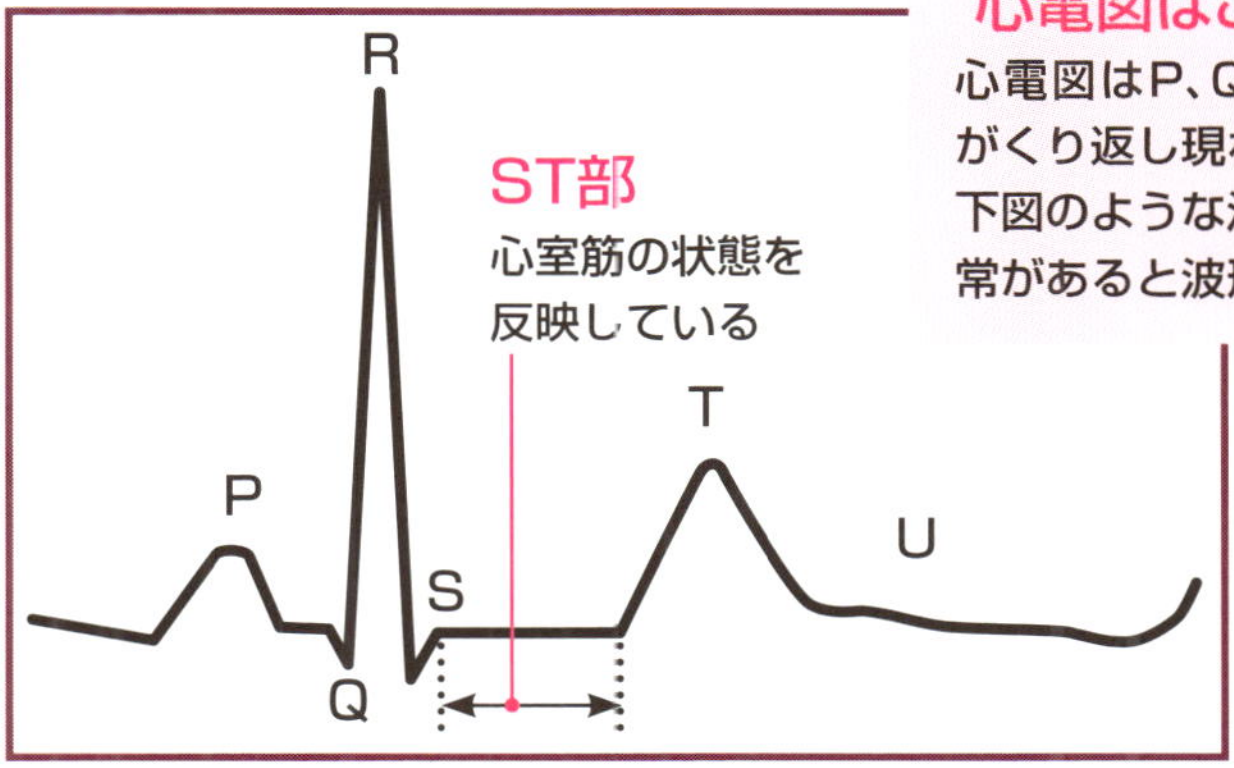
R
ST部
心室筋の状態を反映している
T
P
U
S
Q

心電図はここをみている

心電図はP、Q、R、S、T、Uの波形がくり返し現れる。健康な人では下図のような波形だが、心臓に異常があると波形や間隔が乱れる

狭心症や心筋梗塞では

心筋の障害や血流不足、心室の異常などがあるとST部に変化が現れる。労作性狭心症や不安定狭心症ではST部が下降する。急性心筋梗塞や冠れん縮性狭心症ではST部が上昇する

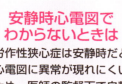

検査・診断②

診断の確定には画像検査が有効

心電図検査では心臓に異常が起こっていることはわかりますが、冠動脈のどこに狭窄や詰まりがあるかを調べるには画像検査が必要です。ＣＴ検査やカテーテル検査で、くわしく調べることができます。

冠動脈の狭窄や詰まりを画像で捉える

冠動脈ＣＴ検査には、「マルチスライスＣＴ」や「ＭＤＣＴ（多検出器列ＣＴ）」などがあります。エックス線を三六〇度方向から当てて心臓のスライス画像を撮影し、三次元に合成することで冠動脈の狭窄や詰まり、さらには石灰化の有無も調べられます。

心筋の血流を調べるには、心臓核医学検査（ＲＩ検査）も有効です。ＲＩ（ラジオアイソトープ）という放射性医薬品を静脈から注射し、ガンマカメラで撮影する方法です。ＲＩが心筋に取り込まれる様子をみて血流の状態を確認します。

カテーテル検査は入院のうえ、診断を確定するためにおこないます。検査からそのまま治療に進むこともあるので、検査前に医師に確認しておきましょう。

冠動脈CT検査の手順

CT 検査はコンピュータ断層撮影法といいます。エックス線を体の周囲 360 度から照射し、数ミリ単位のスライス画像を撮影します。撮影した画像を３次元に合成することで冠動脈をくわしく観察できます。

①造影剤を注射

冠動脈を撮影しやすくするために、造影剤を静脈から注射で投与する。なお、脈が速い人は撮影しやすくするため、事前に心拍をゆっくりにするβ《ベータ》遮断薬《しゃだんやく》を服用することもある

カテーテル検査より負担が軽い

カテーテル検査のように麻酔も使わず、血管を傷つけるリスクもないため、患者さんの負担が少なくてすむ。外来でできるため、最近ではカテーテル検査の代わりにおこなわれることも増えている

②CTで撮影

撮影中に約５～10 秒息を止める指示があるので、それに従って撮影をおこなう。撮影にかかる時間は約 10 分

カテーテル検査の手順

カテーテル検査は冠動脈までカテーテル（細い管）を通し、造影剤を注入して冠動脈を撮影する検査です。検査後に様子をみる必要があるため、入院しておこないます。

①局所麻酔をしてカテーテルを挿入

手首、ひじ、太もものつけ根のいずれかの動脈からカテーテルを挿入する。局所麻酔をするので痛みは一時的で強くない

②心臓まで達したら造影剤を注入

カテーテルが心臓まで到達したら、ゆっくりと造影剤を注入する

③外部からエックス線で冠動脈を撮影

造影剤によって冠動脈の狭窄、詰まりの有無や程度、位置がわかる

注意! リスクのある検査なので、よく医師の説明を聞いて

カテーテル検査ではカテーテルで血管を傷つけたり、造影剤によるアレルギーが発生したりする危険がある。万全の体制でおこなわれるが、リスクがあることを理解しておきたい。事前に同意書への署名をするので、わからないことは質問し、納得してから検査を受けよう

場合によってはそのまま治療へ

検査に引き続き、カテーテル治療に進むことも多い。事前に治療についても説明があるので、医師の説明を聞き、疑問点は解決しておこう

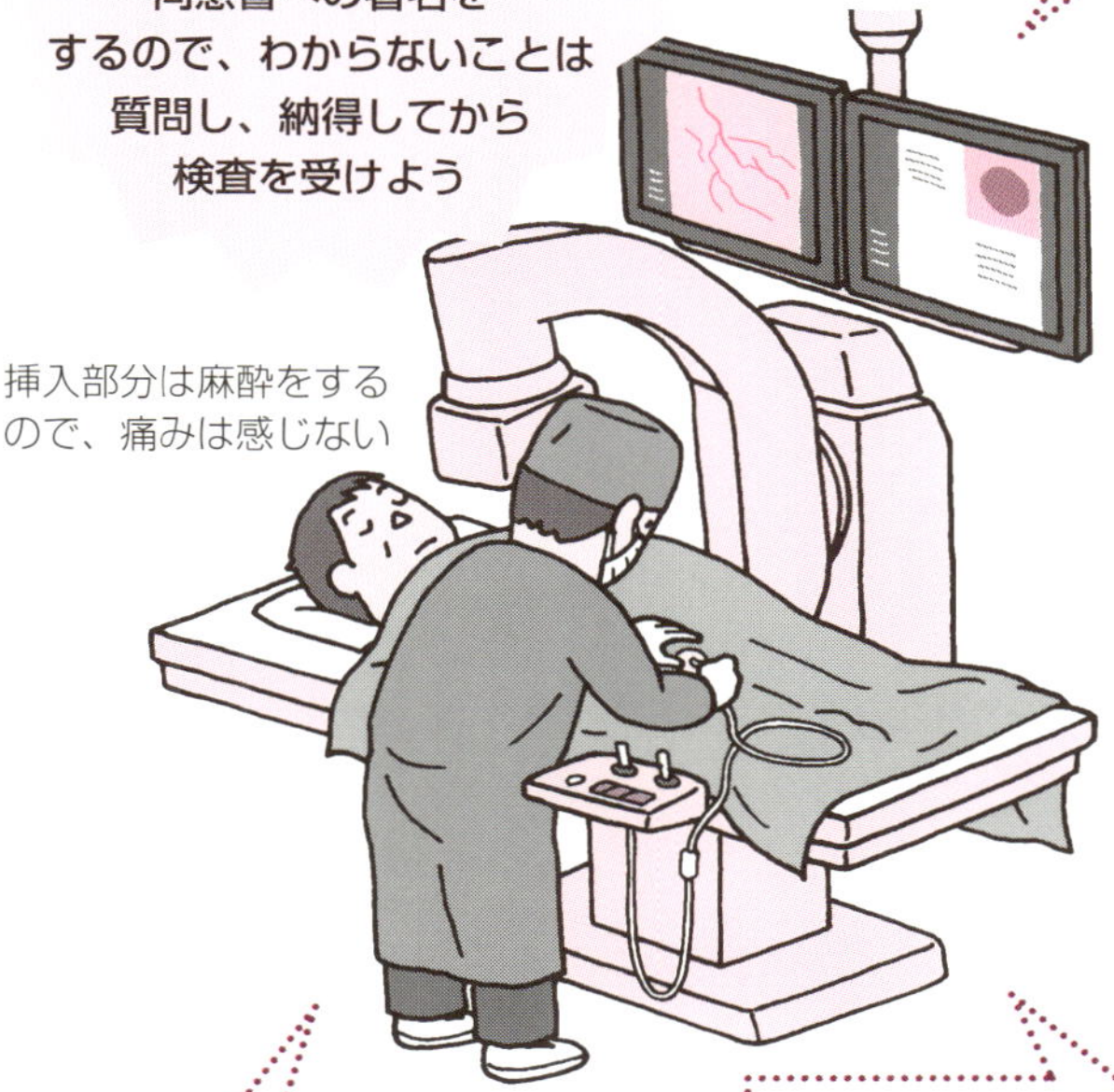

検査時間

１時間程度ですむことが多い

カテーテルの太さ

直径2㎜と非常に細い。ちなみに、太ももの動脈は直径が約10㎜、腕（手首とひじ）の動脈は直径が約３㎜

冠れん縮性が疑われるときは

冠れん縮性の狭心症かどうかを確認する場合は、アセチルコリンという薬を注入して発作を誘発し、診断を確定することがある

鑑別

狭心症とまぎらわしい病気を見分ける

狭心症の発作とまぎらわしい症状が現れる病気はたくさんあります。そのために、さまざまな検査をおこなうのですが、診断を確定するには患者さんから症状をくわしく伝えることが重要です。

自己判断しないで検査を受ける

狭心症のなかには心筋梗塞に移行する危険度が高いものもあります。そのため、狭心症と似たような症状が出たときは、自己判断しないで必ず受診します。

しかし、狭心症の発作とまぎらわしい症状が出る病気も多く、医師でも慎重に見極めなければならないケースがあります。

この場合は患者さんからの説明が診断の役に立つので、正確に情報を伝えてください。

ときには診断がなかなかつかないこともありますが、むやみにドクターショッピングに走らず、医師とよく相談しながら検査と治療を進めていきましょう。

症状は具体的に伝える

狭心症とほかの病気を見分けるには検査も重要ですが、患者さんからの説明がヒントになります。痛み方や痛む場所など、できるだけくわしく話してください。

既往歴や現在服用している薬の名前を調べ、メモにしておくと説明しやすい。「お薬手帳」を持参してもいい

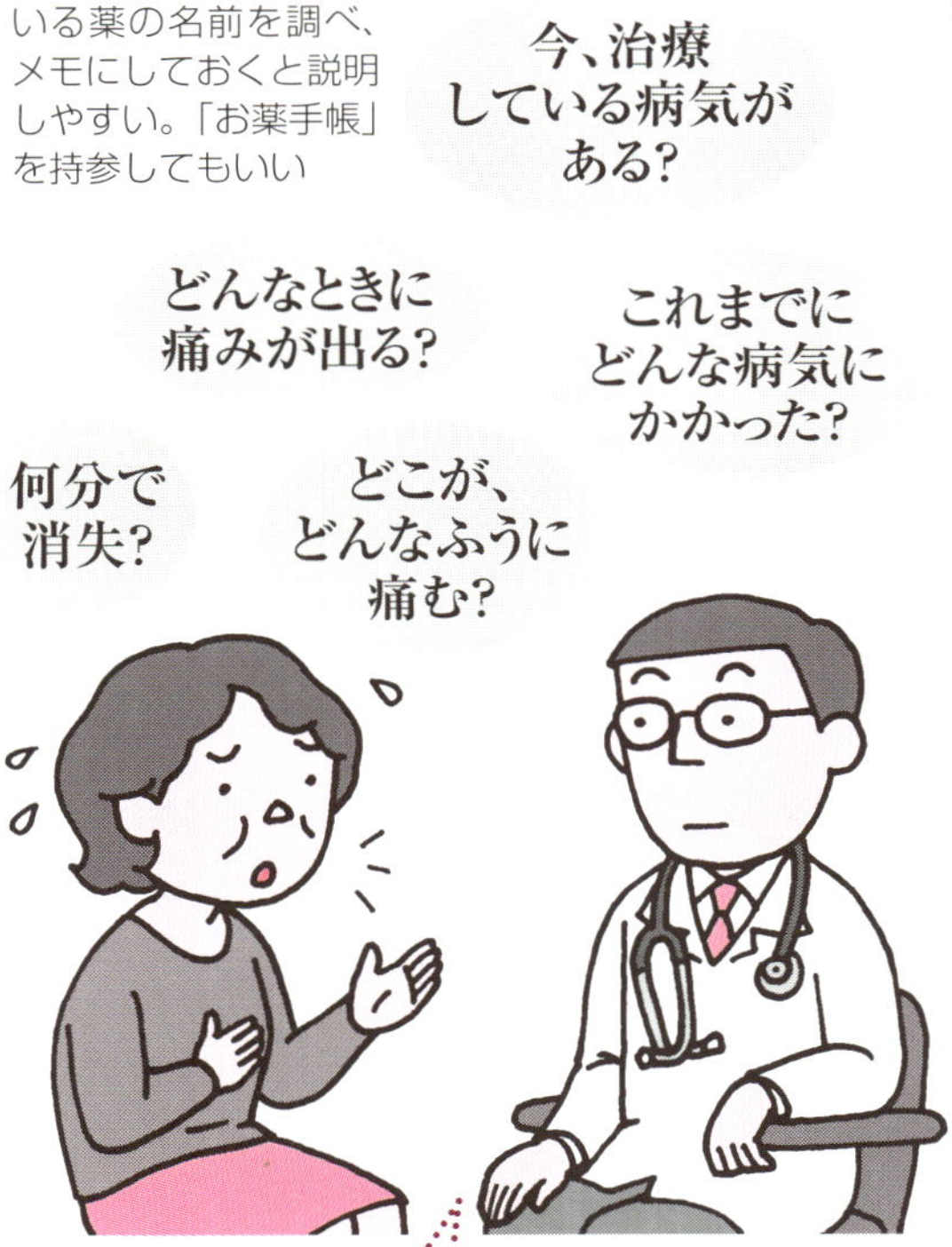
今、治療している病気がある?
どんなときに痛みが出る?
これまでにどんな病気にかかった?
何分で消失?
どこが、どんなふうに痛む?

狭心症かどうか、ニトロを使ってみることも

狭心症の発作が疑われるが、診断を確定できないときは、発作を止めるためのニトロを出して、次回症状が出たときに使ってもらう。薬の使用後２～３分で発作が治まり、楽になれば狭心症の可能性が高い

まぎらわしい症状がある病気

狭心症の発作では胸からみぞおちにかけての痛み、動悸、息切れなどの症状が出ますが、下記の病気でも似たような症状がしばしばみられます。

心臓神経症
心臓そのものには異常がないが、心臓やその周辺に痛みがあり、動悸や息切れも伴う。死ぬかもしれないという恐怖や不安を感じる人もいる

大動脈解離
大動脈の内膜の傷から血液が流入し、血管の壁が内側と外側に裂ける。急性では、突然、胸や背中に激痛が起こる

逆流性食道炎
胃酸が逆流するため、みぞおちやのどに痛みや違和感が出る。胸やけや、胸が締めつけられるような感じがする人もいる

食道のけいれん
食道が広範囲にわたってけいれんを起こす。食べ物を飲み込みにくくなるほか、狭心症とよく似た胸痛がある

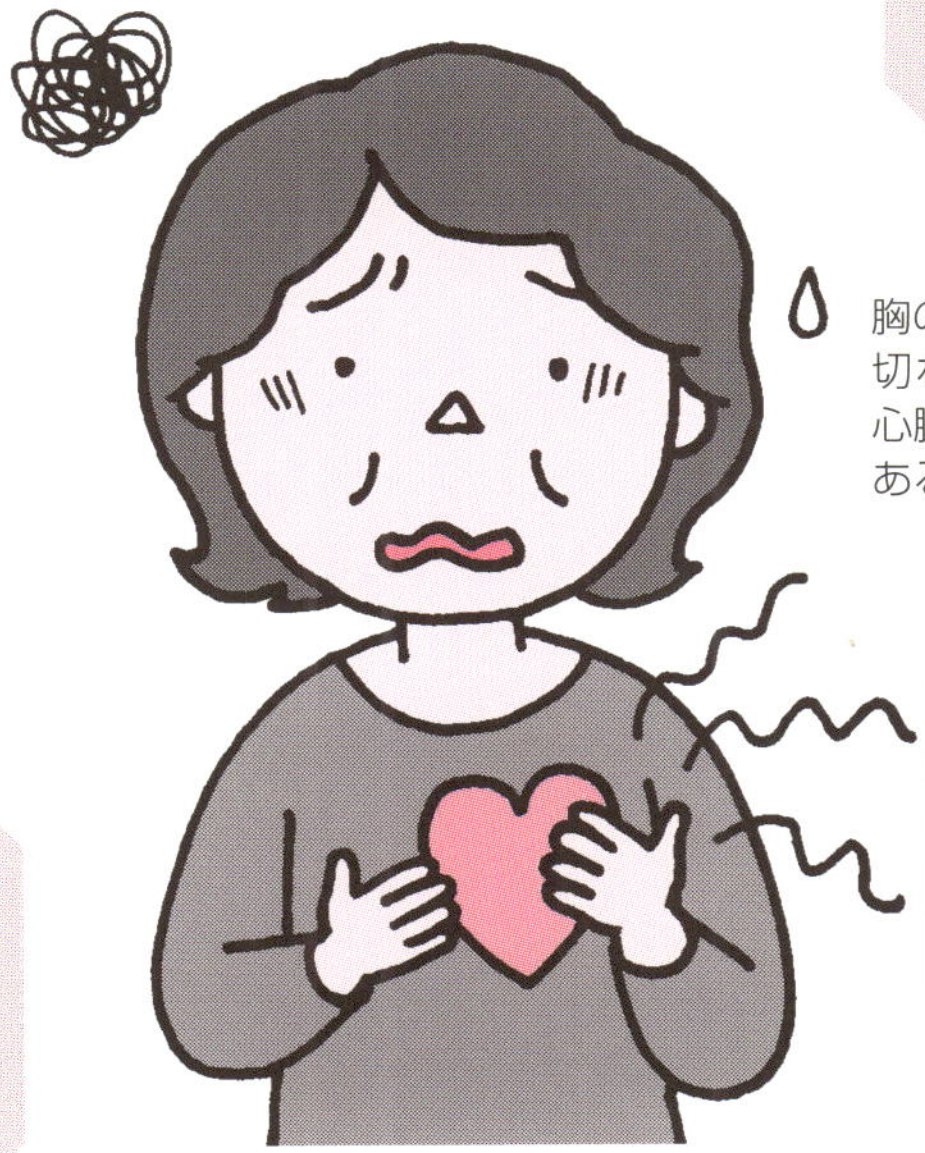

胸の痛み以外に動悸や息切れを伴う病気もあり、心臓発作だと思うこともある

肺動脈塞栓症
肺の動脈に血栓が詰まる。細い血管なら軽い胸痛、太い血管なら命にかかわる

胃・十二指腸潰瘍
みぞおちに痛みが出る。吐き気やむかつきなどの症状も。食後や空腹時などにくり返し痛みが出やすく、発作とまちがわれやすい

気胸
肺に穴が開いて空気がもれて肺がしぼむ。胸の痛みや呼吸困難が現れる

更年期障害
動悸や息切れのほか、のどになにかがつかえたような症状がある。息苦しさを感じるため、狭心症の発作とまぎらわしい。微小血管狭心症（30ページ参照）が起こる年齢と重なるため、慎重に見極めることが大切

肋間神経痛
神経に沿ってチクチクするような痛みが出る。特に左側に起こりやすく、心臓や背中にも痛みを感じることから狭心症とよく似ている。しかし、動悸や息切れがすることはほとんどない

そのほか、心膜炎、肺炎、肋骨骨折などでも胸の痛みが現れる

COLUMN

心筋梗塞の発作は午前中と夜に起こりやすい

自律神経が関係していると考えられる

心筋梗塞の発作には、発生しやすい時間帯があります。もっとも多いのが、午前七時～一二時。特に、起床から一時間以内が要注意の時間帯です。このとき、自律神経が休息モードの副交感神経から緊張モードの交感神経に切り替わるため、血圧が上昇しやすく、心臓に負担がかかるのです。

睡眠中に体の水分が失われ、血栓ができやすいこととも関係があるといわれています。

午前中に次いで多いのが、夜の八時～一〇時ごろ。一日の疲労が蓄積した時間帯であることが影響しています。

特に月曜日は危険度が高い

一週間の始まりである月曜日は、憂うつに感じる人が多いのですが、曜日別にみると心筋梗塞の発作も月曜日に多いとわかっています。

やはり仕事のストレスなどで、血圧が急激に高くなることが関係していると考えられています。

▼季節ごとの注意点

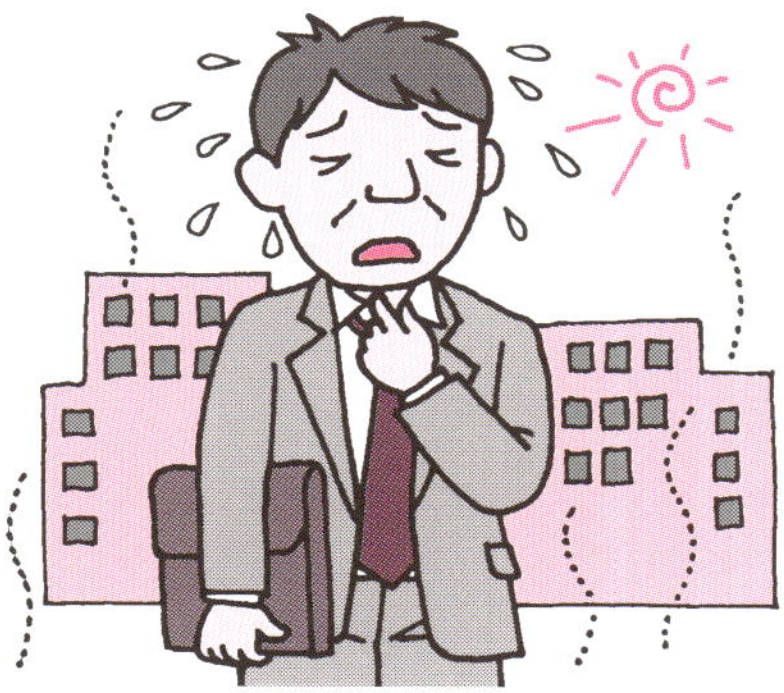

夏の屋外

外での肉体労働、運動などで大量に汗をかき、脱水になることが引き金になりやすい

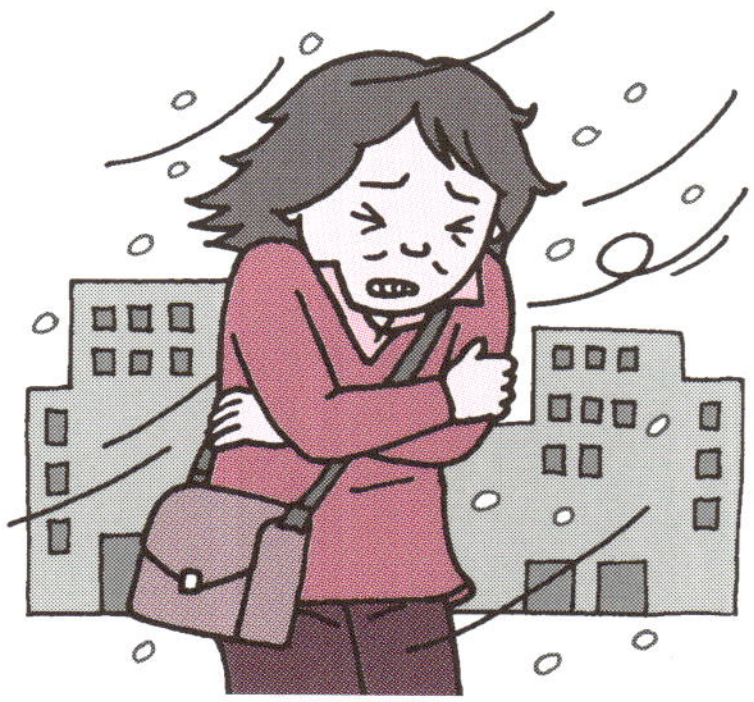

冬の寒さ

暖かい室内から寒い外へ出たときなど、急激な温度変化が発作を誘発する

3

薬物療法——発作を鎮め、予防するために

冠動脈の狭窄の状態によりますが、
安定した狭心症では薬での治療も有効です。
発作を防ぐ薬と、発作が起こったときにすぐに使う薬があるので、
それぞれの特徴と使い方、薬の管理法についても
知っておきましょう。

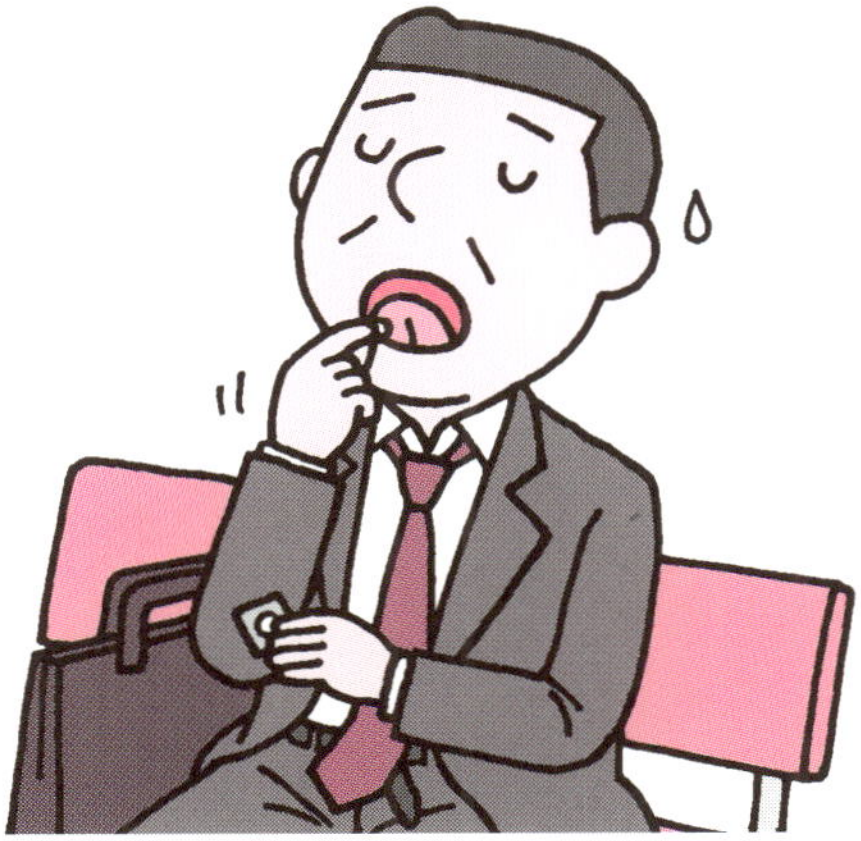

狭心症はタイプに応じて治療法を選択

狭心症には、比較的病状が安定しているタイプと、そうでないタイプがあります。それぞれに応じて、薬物療法、カテーテル治療、バイパス手術を検討します。

狭心症の主な治療法

薬物療法、カテーテル治療、手術の３つがあります。病状によっては、すぐにでもカテーテル治療や手術をしたほうがよい場合もあります。

薬物療法

発作を予防する薬と
発作を鎮める薬がある。
ただし、薬で狭心症そのものが
治るわけではない。ほかにも、
高血圧や糖尿病、脂質異常症が
あれば、その治療薬も必要

→ 50～63 ページ

カテーテル治療

冠動脈の内腔を拡げる。
バルーン療法やステント留置のほか、
プラークを削る方法もある。
胸を開かずにできるため、
手術よりも患者さんの負担が軽い

→ 70 ～75ページ

手術

詰まった冠動脈を迂回《うかい》する
バイパス血管をつくる手術。
根治が望めるが、
胸を開く手術なので
負担が大きい

→ 76 ～77ページ

安定した狭心症なら薬で様子をみる

狭心症の治療法には、薬物療法、カテーテル治療、手術の三つの選択肢があります。基本的な治療の進め方は左ページのチャートに従って決まりますが、どの治療法を選ぶかは冠動脈の狭窄の程度やプラークの状態、発作の起こり方や頻度などから判断します。

安定狭心症で冠動脈の狭窄も軽度なら、薬物で発作を抑えながら様子をみることもあります。また、冠れん縮性の安静時狭心症も薬物療法が中心となります。

しかし、狭窄が重度の場合や、いつプラークが破裂するかわからない不安定狭心症は、すぐにカテーテル治療や手術に進みます。

狭心症の治療の流れ

狭心症のタイプと冠動脈の狭窄の程度によって、だいたいの治療方針が決まります。

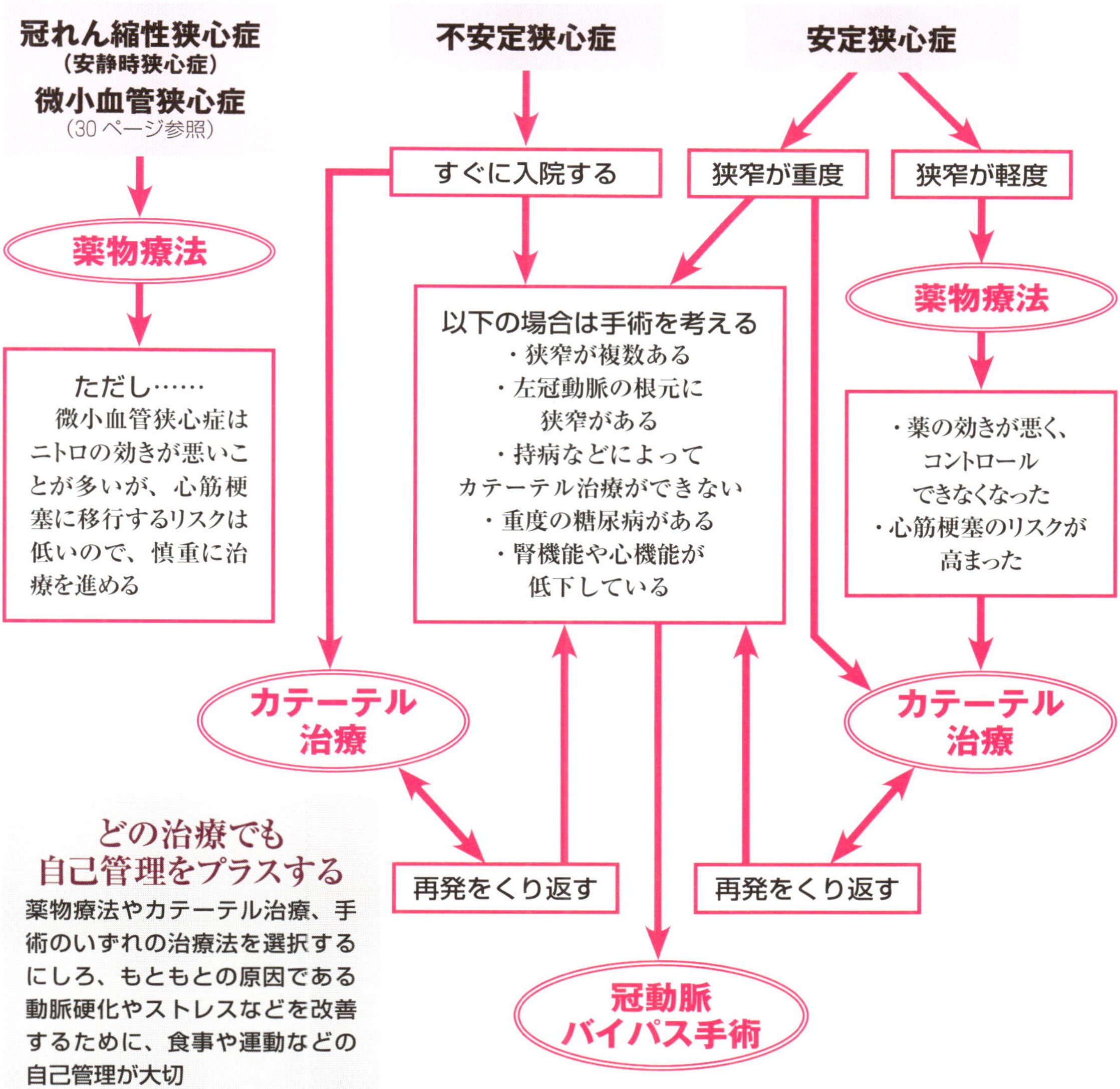

どの治療でも自己管理をプラスする

薬物療法やカテーテル治療、手術のいずれの治療法を選択するにしろ、もともとの原因である動脈硬化やストレスなどを改善するために、食事や運動などの自己管理が大切

薬の種類①

発作が起きたら「ニトロ」で鎮める

狭心症の治療薬のなかでもっとも重要なのが、発作が起こったときにそれを鎮める薬です。よく使われるのが「ニトロ」と呼ばれる薬で、使用するとすぐに冠動脈を拡げて発作の症状を緩和します。

すばやく発作を鎮める効果がある

狭心症の発作は、冠動脈の狭窄やけいれんによる血流悪化によって心筋が酸素不足になることで起こります。つまり、速やかに血流を回復させなければなりません。

そこで用いられるのが、ニトログリセリンや硝酸イソソルビドといった即効性硝酸薬で、しばしば「ニトロ」と呼ばれます。使用後一～三分で発作が鎮まります。

硝酸薬の作用は三つ。一つは冠動脈を拡げて血流を回復させる作用、二つめが全身の血管を拡げて血圧を下げ、心臓の負担を減らす作用、三つめが全身の静脈を拡げて心臓に戻る血流量を抑えて、心臓の負担を減らす作用です。

硝酸薬には血管を拡げる作用がある

労作性狭心症でも、けいれん（冠れん縮）による安静時狭心症でも使う薬は同じです。どちらも血管を拡げる作用によって血流が改善されるので、発作が治まります。

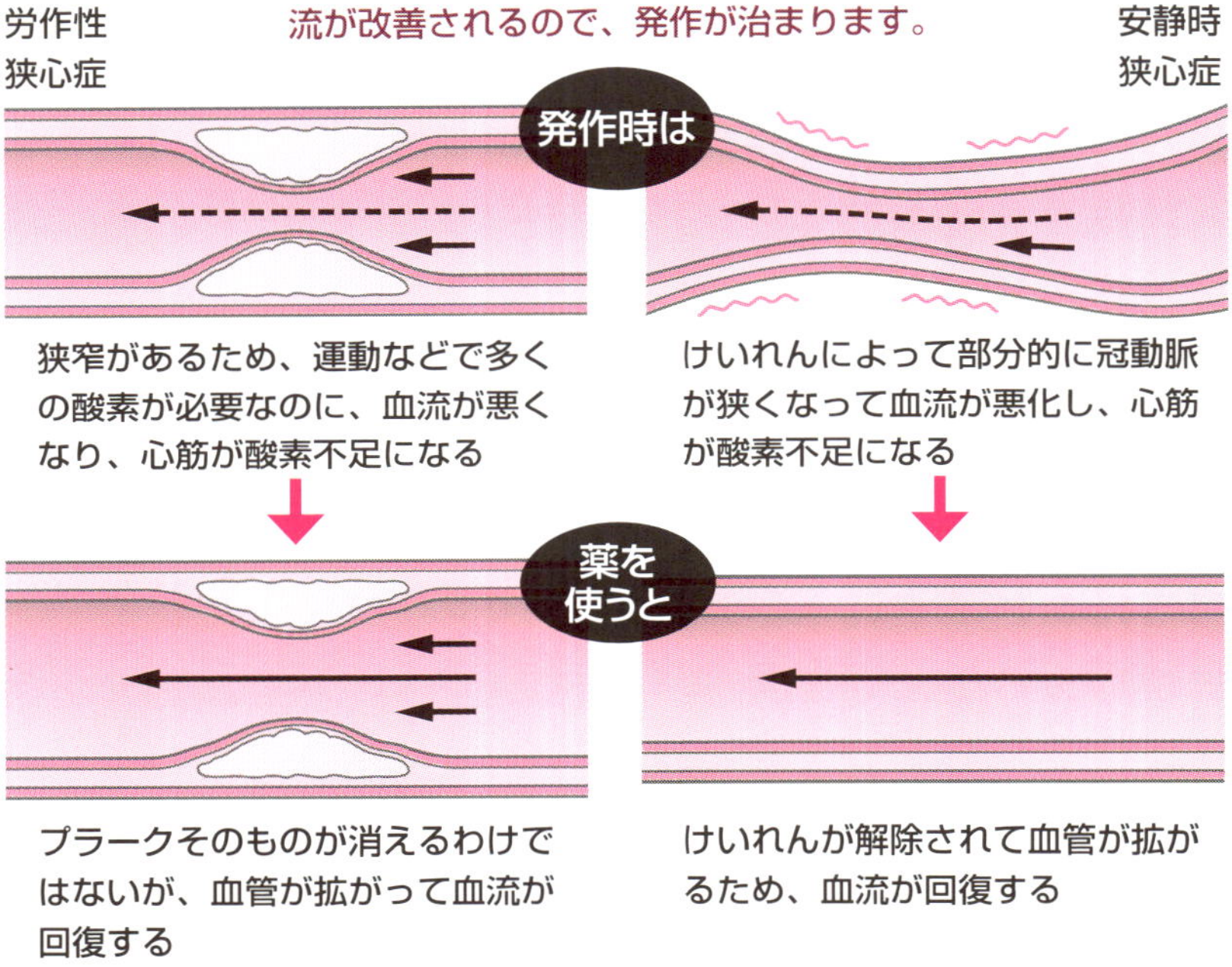
労作性狭心症
安静時狭心症
発作時は
狭窄があるため、運動などで多くの酸素が必要なのに、血流が悪くなり、心筋が酸素不足になる
けいれんによって部分的に冠動脈が狭くなって血流が悪化し、心筋が酸素不足になる
薬を使うと
プラークそのものが消えるわけではないが、血管が拡がって血流が回復する
けいれんが解除されて血管が拡がるため、血流が回復する

発作時用硝酸薬のタイプ

薬のタイプは、舌下錠とスプレー薬の２種類があります。成分は同じですが、使い方が異なります。どちらも２～３回試みても痛みがおさまらないときには、それ以上は使わずに救急車を呼びます（58 ～ 59 ページ参照）。

（ ）内は商品名

	舌下錠	スプレー薬
主な薬	ニトログリセリン （ニトログリセリン、ニトロペンなど） 硝酸イソソルビド（ニトロールなど）	ニトログリセリン（ミオコールスプレーなど） 硝酸イソソルビド（ニトロールスプレーなど）
作用	ニトログリセリンは約1分で効果が現れ、約30分持続する。硝酸イソソルビドは2～3分で効き目が現れ、約60分作用が持続する	どちらも約1分で効果が現れ、作用は約60分持続する
副作用	頭痛やめまい、立ちくらみが起こることがある	頭痛やめまい、立ちくらみが起こることがある
使い方のポイント	**舌の下へ** 舌下錠は飲み込んではダメ。舌の下に置き、溶かしながら口の粘膜から吸収させる 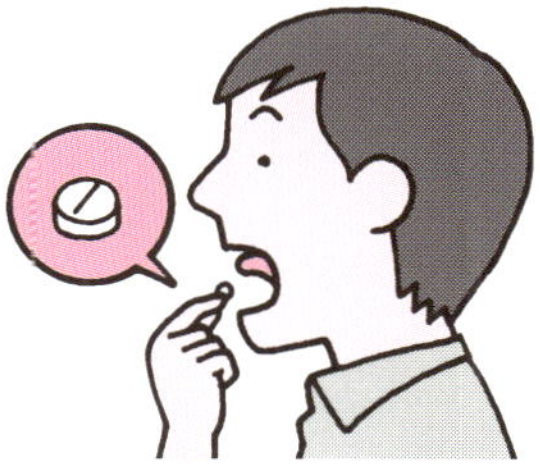 **急ぐときはかみ砕いて** 大きめにかみ砕いてから舌の下へ置いて溶かす。飲み込まないこと 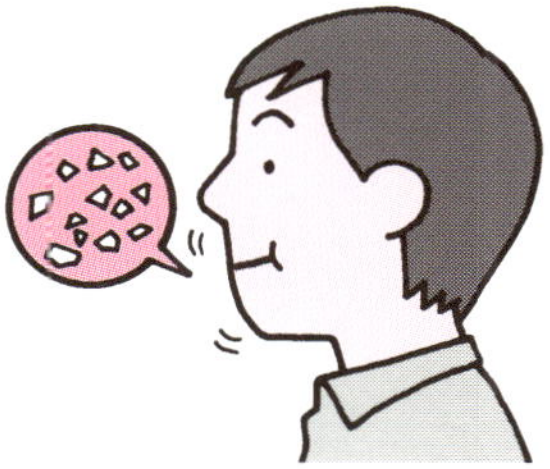	**舌の下に向けて** 口から2cmほどの位置で、息を止めて使う。前回の使用から日数が経っているなら、１回空噴射してから使うとよい 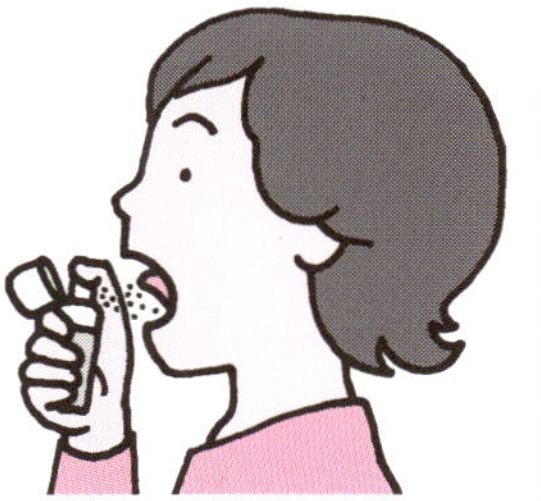 **出ないとき** 容器は立てた状態で使わないと薬が出てこない。横になっているときは、上体を起こして使う 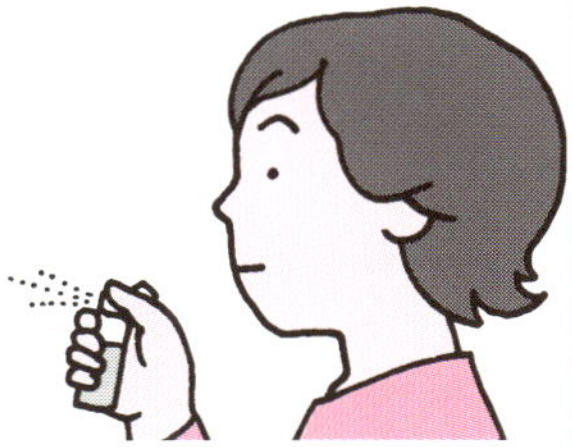

新しい未使用の薬を使用するときは、ニトロールスプレーは２～３回、ミオコールスプレーは６～７回空噴射してからでないと薬が出ない。

薬の種類②

ふだんは発作を予防する薬を使う

ニトロは発作が出たときに使いますが、それ以外にふだんは発作が起こりにくくする薬も服用します。血圧の上昇や心拍数を抑えて、心臓への負担を軽くするのが目的です。

心臓の負担を減らしたいを減らす薬も

ニトロは狭心症の発作をすばやく鎮める効果があるため、「この薬さえあればもう安心」と思うかもしれません。もちろん、発作時には不可欠の薬ですが、発作そのものを起こりにくくすることも大切です。

狭心症の発作は血圧が急に上がったり、心拍数が増えたりして心臓に負担がかかると起こりやすくなります。そうした負担を抑え、発作が起こらないよう、ほかの薬も使います。

主に使われるのがβ遮断薬、持続性硝酸薬、カルシウム拮抗薬です。血栓ができるのを防ぐために抗血栓薬を使うこともあります。

主に使用する薬

心拍数を抑えるβ遮断薬、血管を拡げて血圧を下げるカルシウム拮抗薬、冠動脈を拡げる持続性硝酸薬などを使います。

β遮断薬《ベータしゃだんやく》

主な薬 ( )内は商品名

アテノロール（テノーミン）
ビソプロロール（メインテート）
メトプロロール（セロケン、ロプレソール）
カルベジロール（アーチスト）
など

作用

心臓が収縮して血圧と心拍数が上がるのを抑える。労作性狭心症や無症候性狭心症によく用いられる

副作用

心拍数が極端に遅くなって、めまいや息切れ、倦怠感が出ることがある

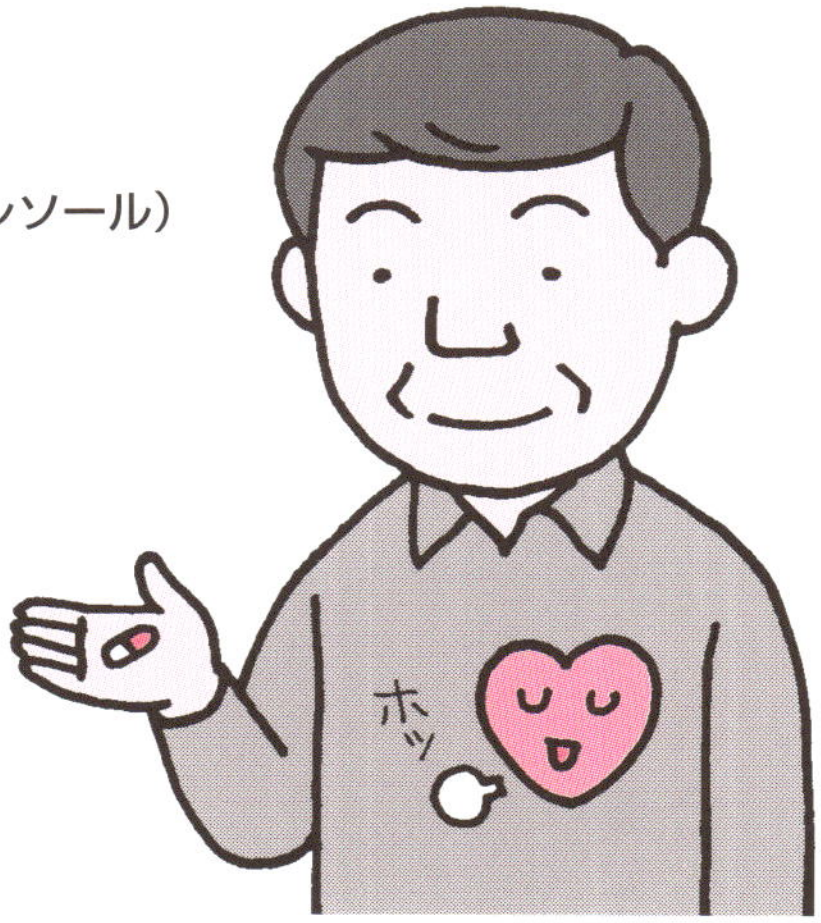

心臓のドキドキを抑えて、発作を起こりにくくする

持続性硝酸薬

主な薬（ ）内は商品名

硝酸イソソルビド（ニトロールR、フランドルテープなど）
ニトログリセリン（バソレーターテープ）
ニコランジル（シグマート）
など

作用

内服薬やテープ（貼付薬）、軟こうなので吸収に時間がかかる。即効性はないが、持続時間が半日程度と長い。冠動脈を拡げる作用がある

副作用

頭痛やめまいが起こることがある

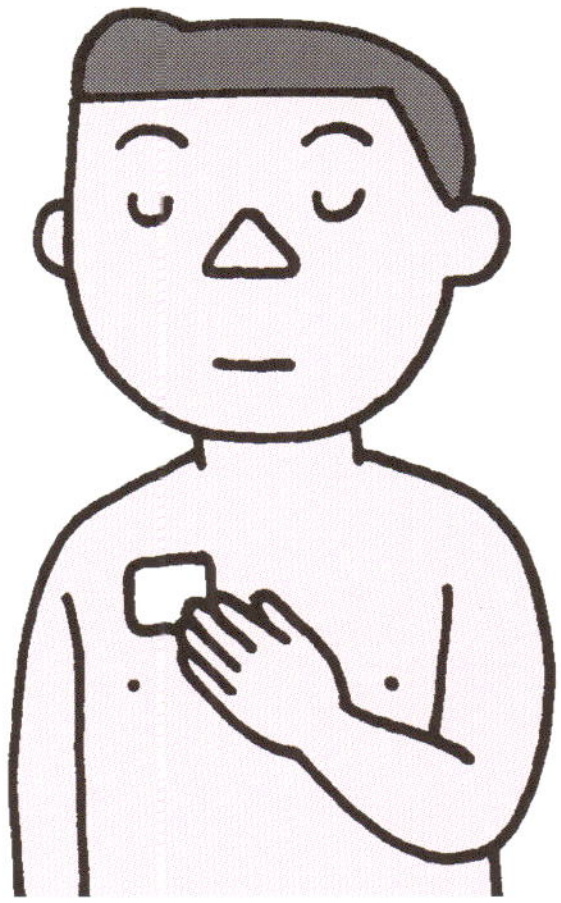

テープは胸や腹、背中、腕などに貼って使用する

カルシウム拮抗薬《きっこうやく》

主な薬（ ）内は商品名

アムロジピン（アムロジン、ノルバスク）
ジルチアゼム（ヘルベッサー）
ニフェジピン（アダラート、セパミット）
ベラパミル（ワソラン）
など

作用

カルシウムイオンが血管壁の細胞に入ると血管が収縮して血圧が上がるため、これを抑える。血管の収縮を防ぎ、血圧も下げる

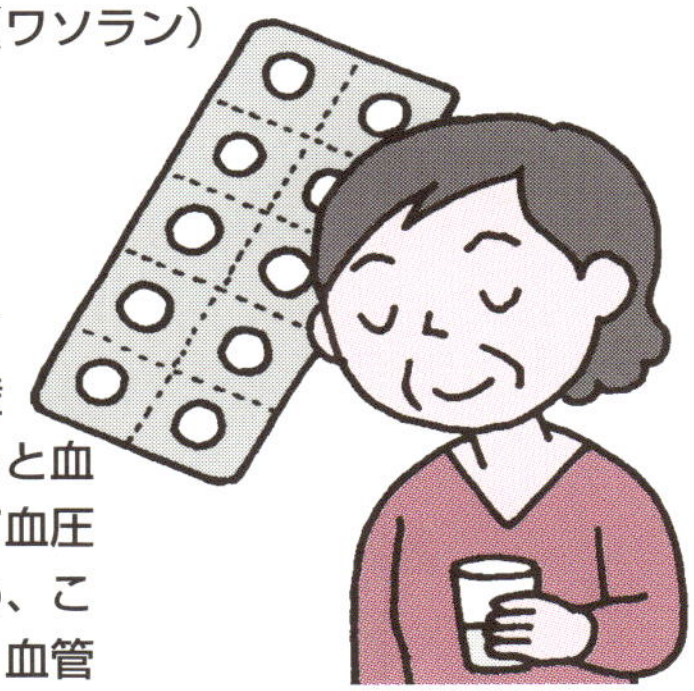

微小血管狭心症ではニトロが効きにくいが、カルシウム拮抗薬で発作が治まることが多い

副作用

比較的少ないが、ほてりやのぼせ、むくみ、動悸などが一時的に現れることがある

血栓を防ぐために

動脈硬化性の狭心症では、血栓ができないように抗血小板薬を使います。また、カテーテル治療でステント留置（72ページ参照）をおこなったあとにも、血栓を防ぐために使います。

	アスピリン薬	硫酸クロピドグレル
主な薬	アスピリン（バイアスピリン、バファリンなど）	クロピドグレル（プラビックス）
作用	血小板の働きを抑え、血栓ができるのを防ぐ	血小板の働きを抑え、血栓を防ぐ。アスピリンと併用することがある
副作用	出血が止まりにくくなる	出血が止まりにくくなる

薬の管理

発作に備えて常に薬を持ち歩く

狭心症と診断されたら、いざというときのために二トロを常に携帯しましょう。外出するときの持ち物、自宅の各部屋をはじめ、勤務先などにも薬を備えておくと安心です。

薬は常に持ち歩く

外出するときは、忘れずに携帯します。スーツなど衣類のポケットだけでなく、カバンの中にも予備を入れておきます。入れておく場所を決めておくと、発作のときにサッと取り出せます。

オフィスの机の引き出し、ロッカーにも予備を

うっかり忘れて家を出てしまったときのために、勤務先などにも予備の薬を置いておく

専用のネックレスもある

ロケット式で中に二トロを入れて首からさげられるネックレスもある。薬は湿気に弱いので、防水・防湿がしっかりできるものを選ぶ

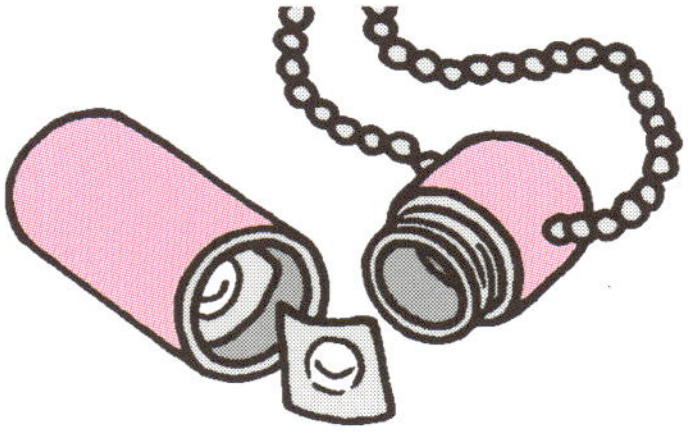

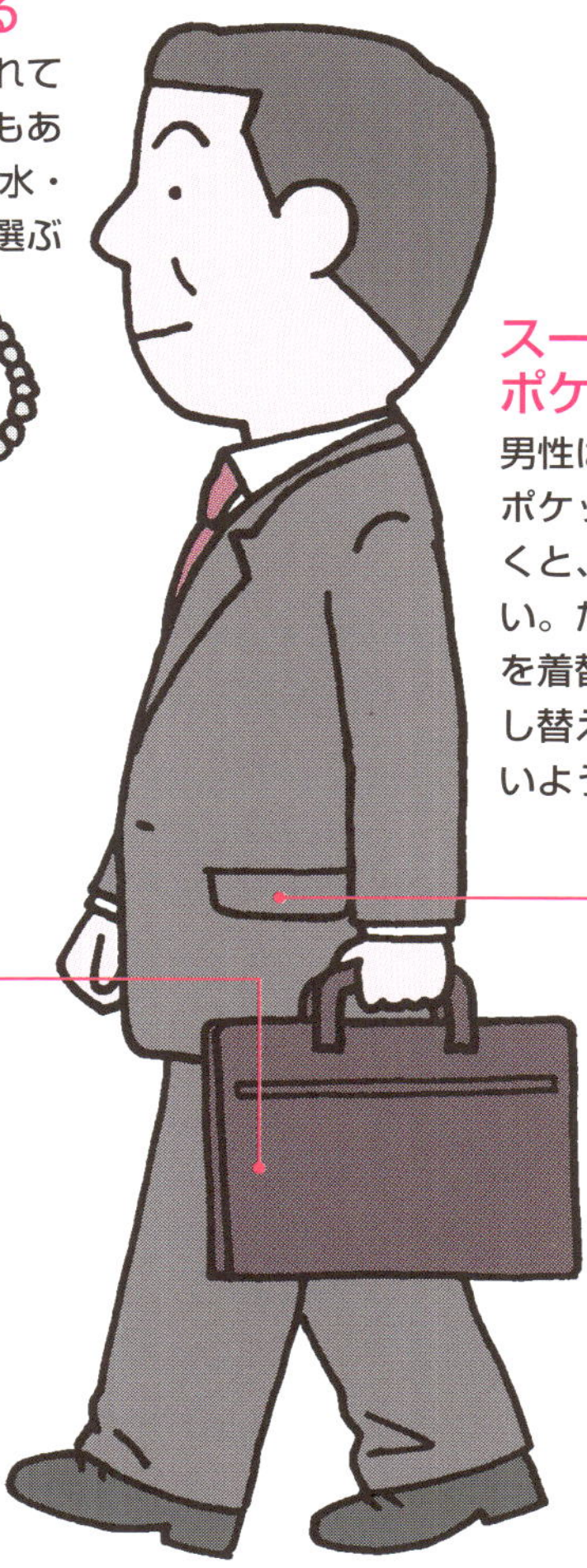

スーツのポケットなど

男性はスーツなどのポケットに入れておくと、取り出しやすい。ただし、スーツを着替えるときに移し替えるのを忘れないようにする

通勤用のバッグの中

スーツなど衣類のポケットだけでなく、バッグの中にも予備の薬を入れておく。すぐに取り出せるように決まった場所にしまうとよい

女性はバッグを替えるときに気をつけて

ファッションや用途に合わせてバッグを替えるときは、薬を移し替えるのを忘れないように

保管場所は家族にも知らせておく

自宅でも各部屋に備えておきます。家の中ならどこか1ヵ所で大丈夫と思うかもしれませんが、薬を取りに行く動作で発作が悪化します。すぐに手が届くところに置き、家族にもどこに薬があるのか教えておきます。

古くなっていないか、定期的に確認する

発作が起こったときに使うニトロは、いざというときに手元にないと困ります。

そのため、持ち歩き用や自宅・勤務先などあちこちに薬を保管しますが、たまにしか使わないと使用期限切れの古い薬が入れっぱなしになっていることがあります。日付の古い薬は、効きが悪くなっているので発作が起こったときに役に立ちません。

使用頻度にもよりますが、定期的に薬をチェックし、古いものは入れ替えるようにしましょう。

寝室は

就寝中に発作が起こりやすい人は、枕元に常備する（66ページ参照）

リビングやキッチンにも

いつも座る場所の近くに常備しておく。洗面所や脱衣所に保管する場合は、湿度に弱いので缶やビニールのパウチなどに入れておく

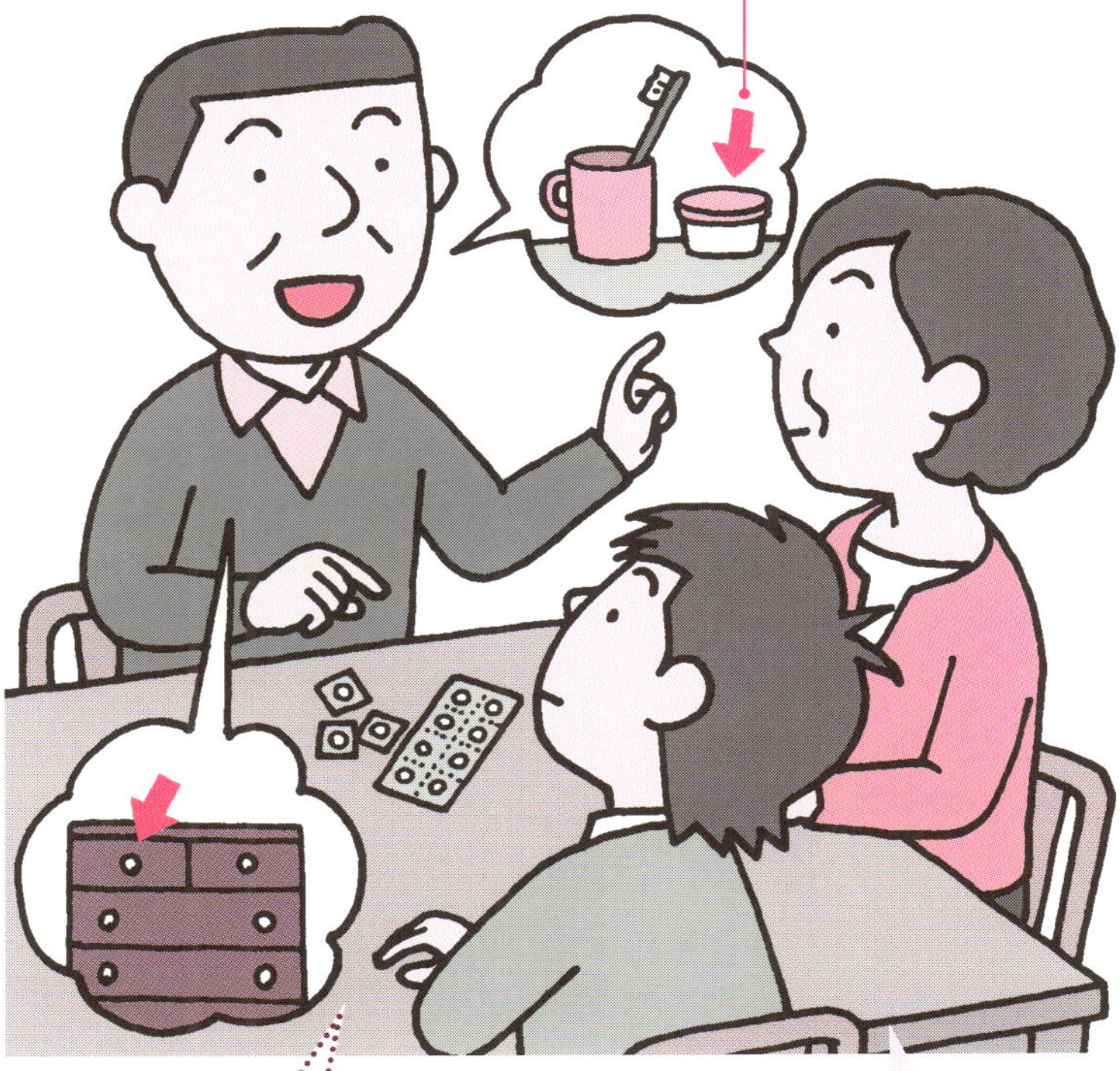

非常用の持ち出し袋にも入れておく

地震などの災害時に避難したとき、薬が手元になくて困ることがよくある。こうした非常時ほど発作も起こりやすいので、予備の薬を持ち出し袋などに入れておくと安心

高温多湿の場所はNG

薬の成分に影響するので、直射日光が当たる場所や車の収納ボックスなどは避ける

発作時

発作が起こったとき、自分でできる対処法

狭心症の発作が起こったときは、パニックにならずに落ち着いて対処することが大切ですが、慣れないうちはあわててしまいます。段取りをシミュレーションしておくとよいでしょう。

発作時の対処のしかた

発作が起こったらニトロなどの薬を使いますが、まずは身の安全を確保します。ただ、発作がひどく、わずかな移動も無理なら、その場で対処します。

発作が起こった！ または 起こりそう！

胸の痛みや息苦しさなど発作の症状に気づいたら、すぐに対処を

外出先や移動中なら座れる場所へ

可能なら、座れる場所に移る。ただし、無理はしないでいい

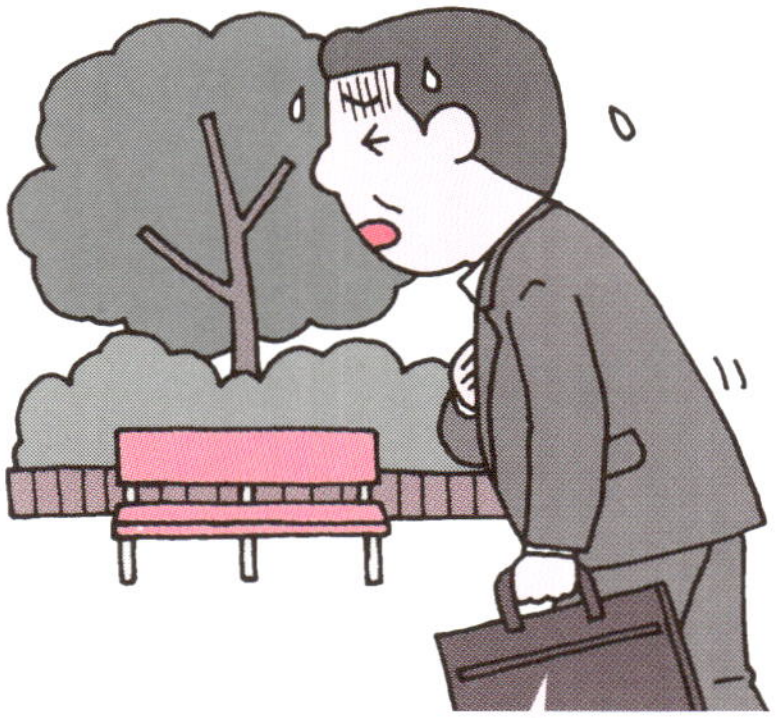

余裕があれば、衣服をゆるめる

ネクタイやズボンのベルトなどをゆるめ、楽にする。先に薬を使ってからでもよい

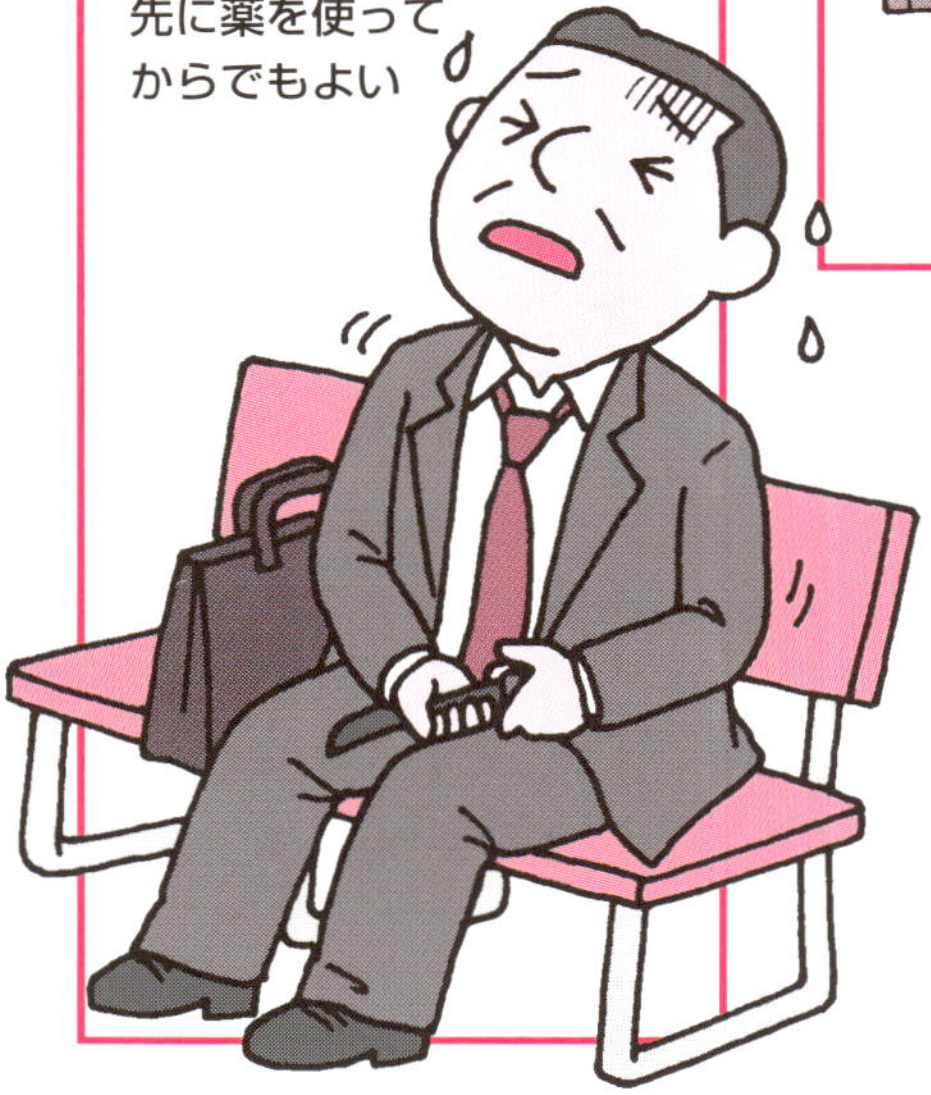

立ったまま薬を使うのは要注意

薬を使うと血管が拡張するので、めまいや立ちくらみがして転倒の危険がある

落ち着いて対処すれば大丈夫

初めての発作を経験した後、病院を受診し、ニトロを処方された人は、しばらくの間は発作のたびにあわててしまうかもしれません。しかし、狭心症の発作であればほとんどは薬で治まります。落ち着いて対処しましょう。

不安なら周囲の人にも事情を話しておき、助けてもらえるように頼んでおくと心強いでしょう。

こんなときは救急車を呼ぶ

- 胸の痛みが15分以上続く
- 吐き気がある
- 冷や汗や脂汗が出るような痛みがある
- これまでに経験したことがない、がまんできない痛みがある
- ニトロを2〜3回使っても効かない

狭心症ではなく心筋梗塞の発作が疑われるので、救急車を呼ぶ。自分では無理なら、周囲に助けを求める

薬を使う

ニトロの舌下錠やスプレー薬を正しい手順で使用する

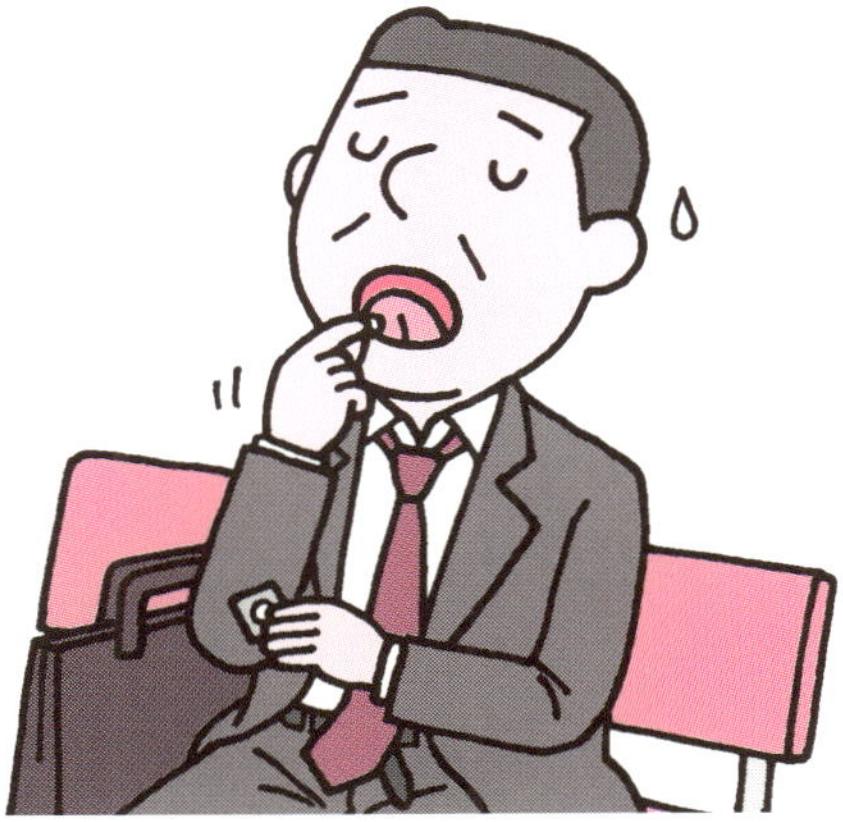

発作が治まるまで安静に

薬の効果が現れ、発作が治まるまで安静にしている

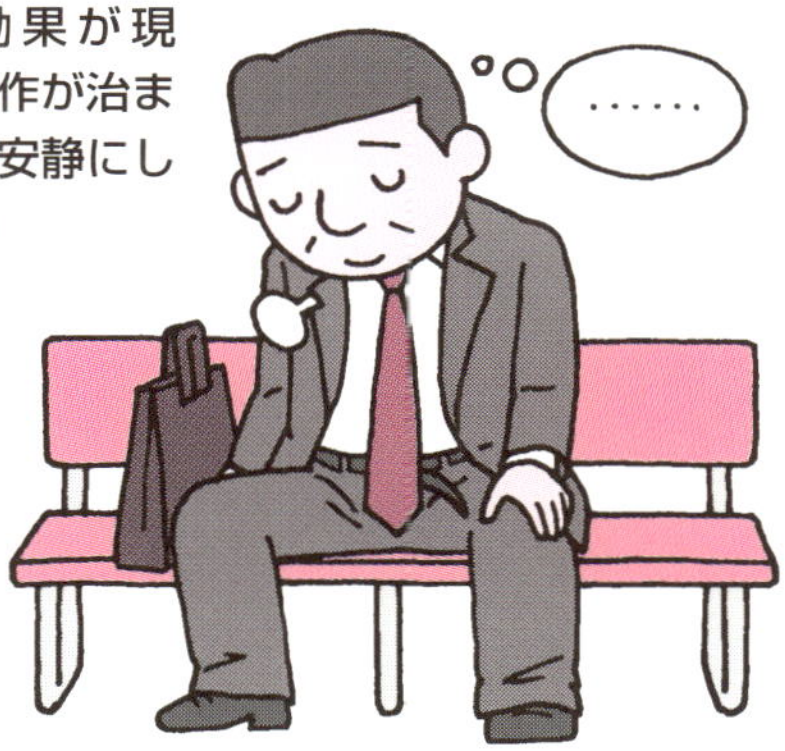

ふらつきやめまいがひどい人は、横になるか、椅子に座って頭を下げると楽になる

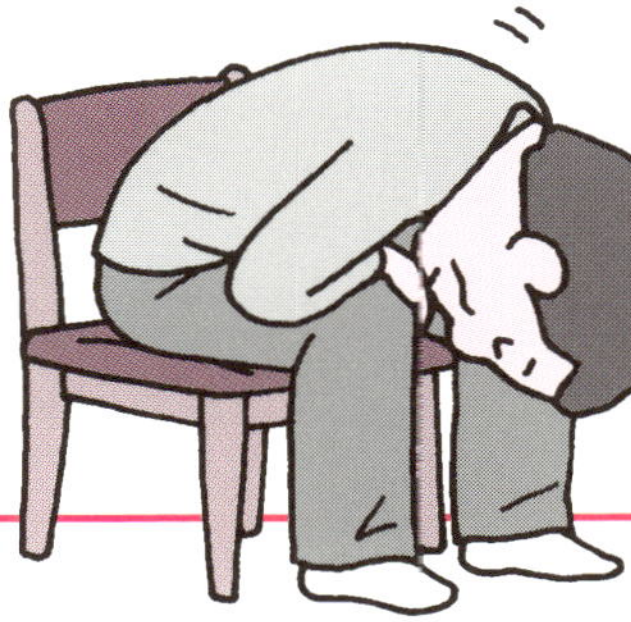

薬のQ&A

使い方や効き目、副作用などの疑問を解決

ニトロは、狭心症の発作を鎮める重要な薬です。そのため、薬に関する正しい知識をもっておきたいもの。特に、使いはじめたばかりの人が気になること、わからないことを解説します。

Q1 ニトロの舌下錠は、一度に数錠ずつ使ってもよい？

A 舌下錠は、必ず一錠ずつ使用します。もし、一錠で効かなければ追加して使いますが、この場合も一錠ずつを守ってください。

硝酸薬には血管を拡張する作用があるので、一度にたくさん使用するとめまいや立ちくらみなどの副作用が出ます。

Q2 ニトロは、何分間隔で使えばよい？

A 舌下錠は、使用後五分経過しても効かないときはもう一錠追加します。さらに五分経過しても効かないときは、もう一錠追加しますが、これで効かないときは心筋梗塞が疑われるので救急車を手配してください。

スプレー薬は三分経過しても効かないときにはもう一回噴霧し、舌下錠と同じく三回使用しても効かないときは救急車を呼びます。

Q3 舌下錠とスプレー薬の使い分けはどうするの？

A スプレー薬のほうが舌下錠よりも効き目が早く現れ、高齢者など唾液が少ない人でも使いやすいという特徴があります。

ただ、スプレー薬は噴霧回数を自分でチェックして、残りの量を常に把握しておく必要があり、これを面倒に感じる人もいます。

それぞれ自分の使いやすいほうを選んでかまいません。

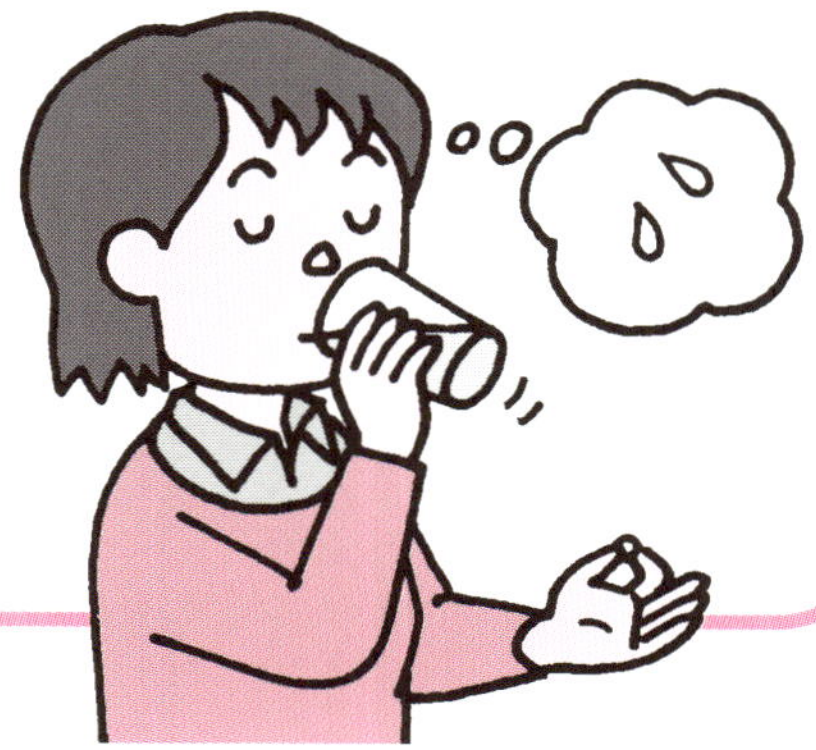
口が乾きやすい人や唾液が少ない人は、水を飲んで口を潤してから舌下錠を使うとよい

Q4 保存期間や消費期限はあるの？

A パッケージに使用期限の年月日が表示されているので、確認しておきます。

期限を過ぎたものは、効果がなくなっているので使わないようにします。

Q5 スプレー薬の使用回数はどうやって管理すればいい？

A スプレー薬は、使いはじめの空噴霧を除いて一〇〇回噴霧できるようになっています。

使用回数がわかるような表をつくり、使用するたびにチェックを記入します。その回数をみて、残りの量を自分で把握しておきます。

そのうえで、使い切る前に必ず受診し、薬が途切れることがないように注意してください。

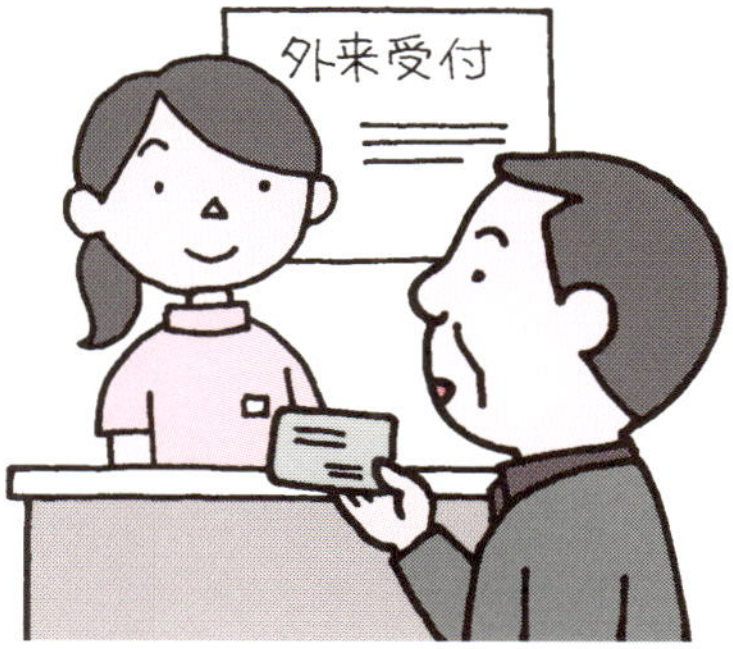

以前より薬の効きが悪くなったときは、たとえ発作が治まっても一度受診しておく

Q6 一回使ったのに、効かなかったときはどうすればいい？

A Q2で回答したように、舌下錠は五分おきに三回まで、スプレー薬は三分おきに三回までは使用できます。

それでも薬が効かないときは、心筋梗塞の発作が起こったと判断します。すぐに救急車を手配して、大至急病院へ行ってください。

Q7 ニトロを使うとフラフラしたり、頭痛がしたりする。どうすればいい？

A ニトロは心臓の冠動脈だけでなく、全身の血管を拡げる作用があるため、血圧が下がりすぎてふらついたり、頭が痛くなったりする人がいます。

転倒すると危険なので、できれば、ニトロは座って使いましょう。

ただ、こうした副作用の症状は薬を何度か使ううちに慣れてきて起こりにくくなるので、あまり心配しすぎる必要はありません。

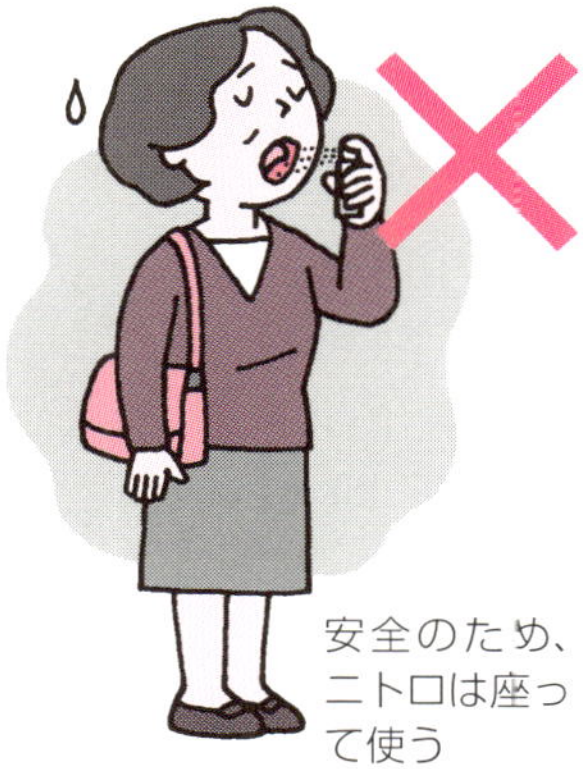

安全のため、ニトロは座って使う

Q8 ほぼ毎日のようにニトロを使ったり、一日に何回も使ったりしても大丈夫か？ 副作用で発作が悪化したりしない？

A ニトロは毎日使っても問題ありません。また、一日に複数回使っても大丈夫です。

薬の成分が体内に蓄積して副作用が出たり、狭心症の症状が悪化したりする心配もありません。

ただ、ニトロの使用回数が以前よりも増えたり、薬の効きがおもわしくなかったりするときは、狭心症が悪化しているおそれがあるので、受診してください。

副作用の頭痛やめまい、ほてりなどの症状は使いつづけるうちに軽減されます。

どうしても気になるときは医師に相談しましょう。

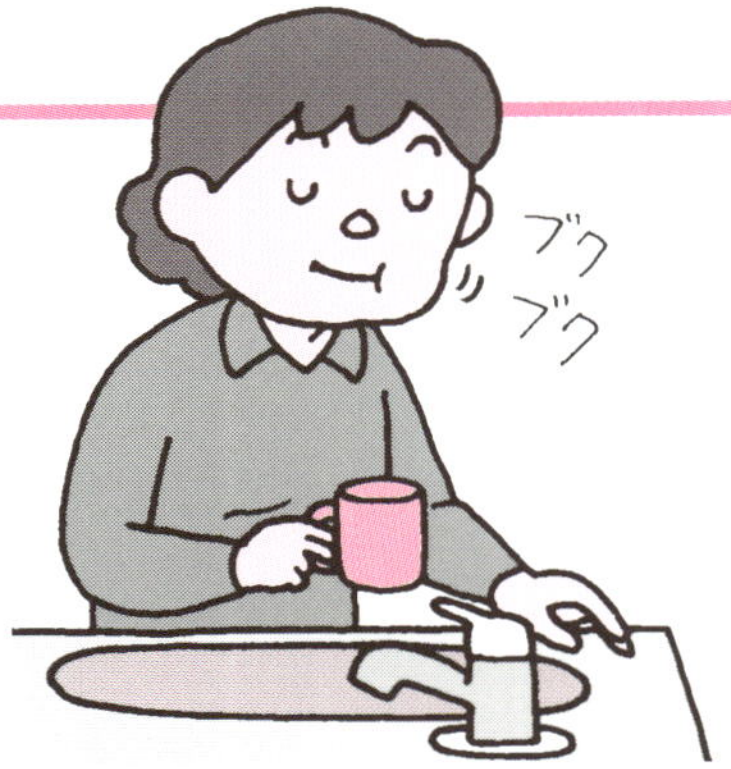

発作が治まったら、口をすすぐとさっぱりする

Q9 ニトロと飲み合わせてはいけない薬にはどんなものがある？

A 絶対に避けるべきなのが、EDの治療薬です。バイアグラで知られるクエン酸シルデナフィルをはじめ、塩酸バルデナフィル水和物のレビトラなどは禁止です。

これらの薬を使っているときは、ニトロは使えません。ニトロのテープや軟膏も同様です。急激に血圧が下がりすぎて危険なので併用しないでください。

もし、ほかの持病で服用している薬があるときは必ず主治医に申告して、必要に応じて薬を変更してもらいます。

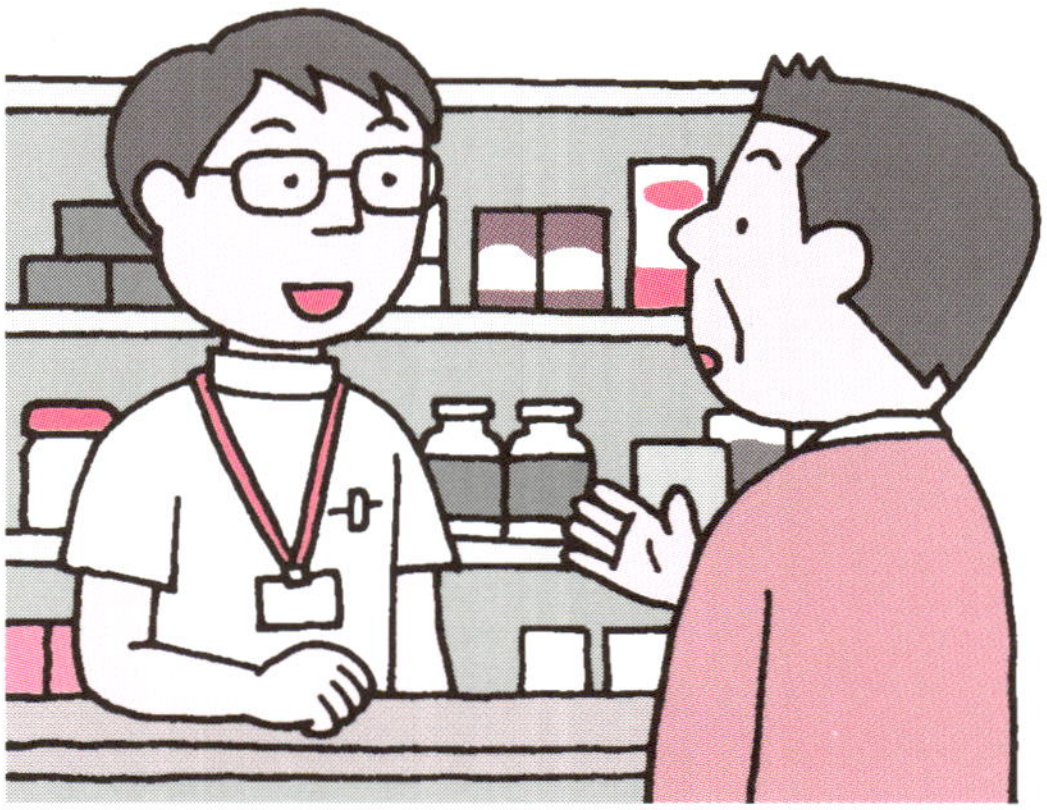
ほかの病気で薬を服用するときは、処方薬や市販薬に限らず、医師や薬剤師に相談する

Q10 ニトロが効かない気がする。どうしたらいい？

A 狭心症と診断されていて、発作が起こっているのにニトロが効かない、あるいは効きがおもわしくないのは非常に危険です。すぐに受診すべきです。

もし、まだ狭心症の診断が確定しておらず、発作が起こったときに試験的にニトロを使っていて無効なら、狭心症ではない可能性があります。

Q11 硝酸薬のテープを貼っておけば、発作時の薬はいらない？

A テープや軟膏タイプの薬は持続性硝酸薬なので、発作が起こったときに使用する即効性硝酸薬とは作用の現れ方が違います。

持続性硝酸薬はあくまで予防薬です。緊急の発作を鎮める効果はないので、テープや軟膏を使用していても即効性硝酸薬は常に携帯してください。

Q12 微小血管狭心症の人は、発作時にニトロを使っても効かないって本当？

A 微小血管狭心症は冠動脈ではなく、心臓の比較的細い血管がけいれんして収縮することが原因だと考えられています。ニトロなどの薬は、こうした発作にはあまり効果がありません。ただ、微小血管狭心症では、カルシウム拮抗薬で発作が軽減される人も多いようです。

Q13 カテーテル治療やバイパス手術を受けたら、ニトロなどの薬はもう必要ない？

A カテーテル治療やバイパス手術は根治が望めるのですが、再狭窄が起こったり、別の部位に狭窄ができたりすることがないわけではありません。

そのため、術後も定期的に経過を観察し、安全のためにニトロを携帯しましょう。

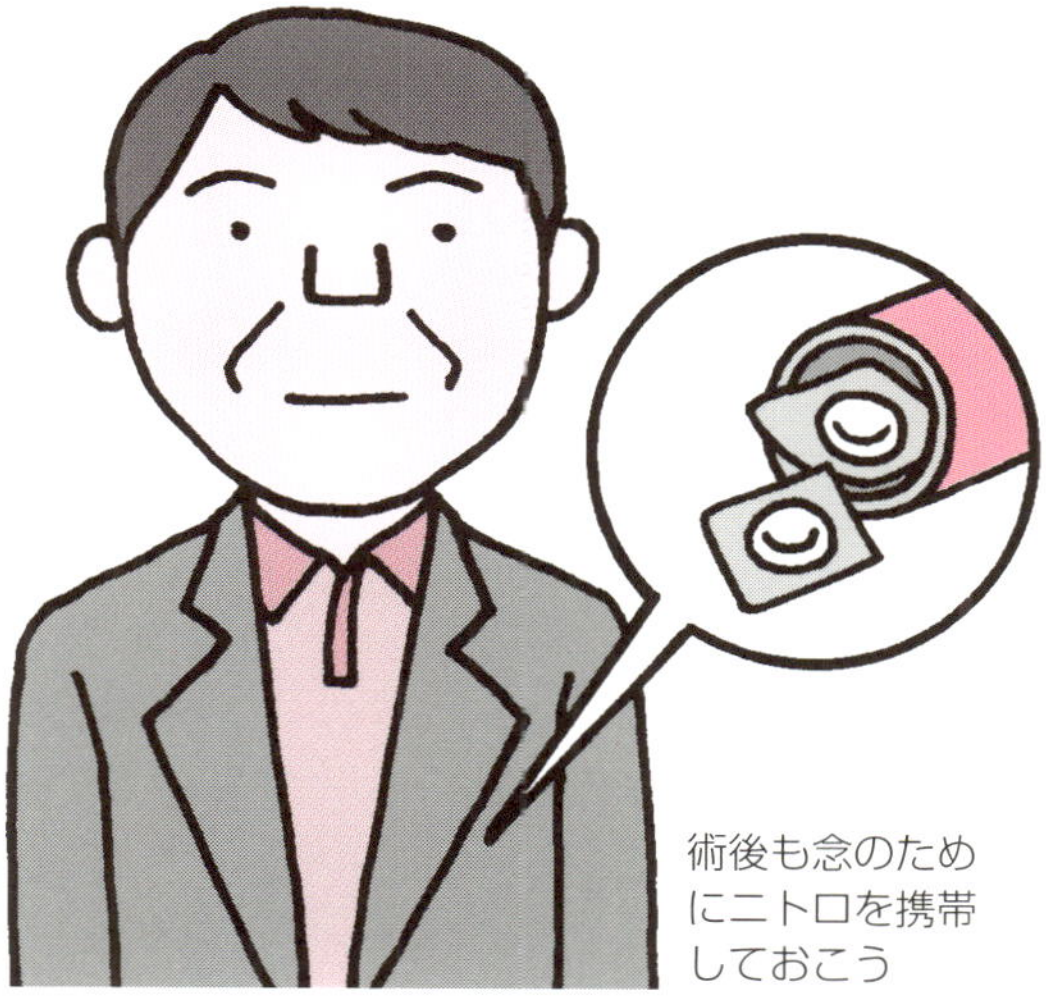

術後も念のためにニトロを携帯しておこう

発作に備える

発作が起きそうなときは事前にニトロを使う

狭心症のある人は、発作をできるだけ起こさない生活を心がけることが大切です。とはいえ、仕事などの状況によっては無理をすることもあります。そんなときは、薬で発作をコントロールします。

あらかじめ舌下錠やスプレー薬を使う

忙しく動き回ったり、緊張したりすることが予測されるときは、事前にニトロの舌下錠やスプレー薬を使っておくと発作を予防できます。

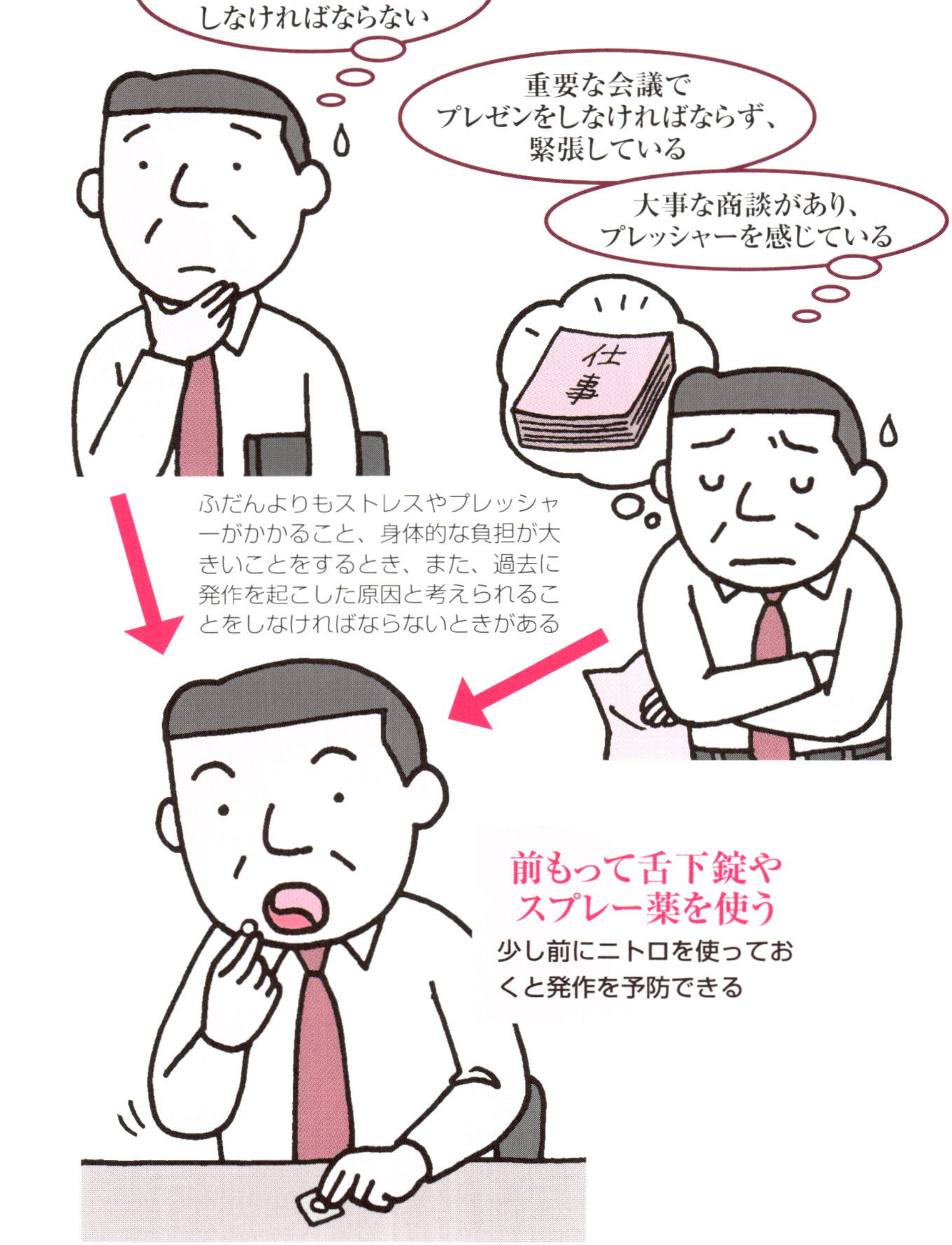

繁忙期でいつもより忙しく動き回らなければならない
荷物運びなど、いつもより肉体労働をしなければならない
重要な会議でプレゼンをしなければならず、緊張している
大事な商談があり、プレッシャーを感じている
仕事
ふだんよりもストレスやプレッシャーがかかること、身体的な負担が大きいことをするとき、また、過去に発作を起こした原因と考えられることをしなければならないときがある
前もって舌下錠やスプレー薬を使う
少し前にニトロを使っておくと発作を予防できる

発作の状況をメモしておこう

発作を防ぎつつ狭心症と上手につきあうには、自分の発作のパターンを知ると役立ちます。発作を起こしたら、簡単なメモでよいので記録を残しておきましょう。

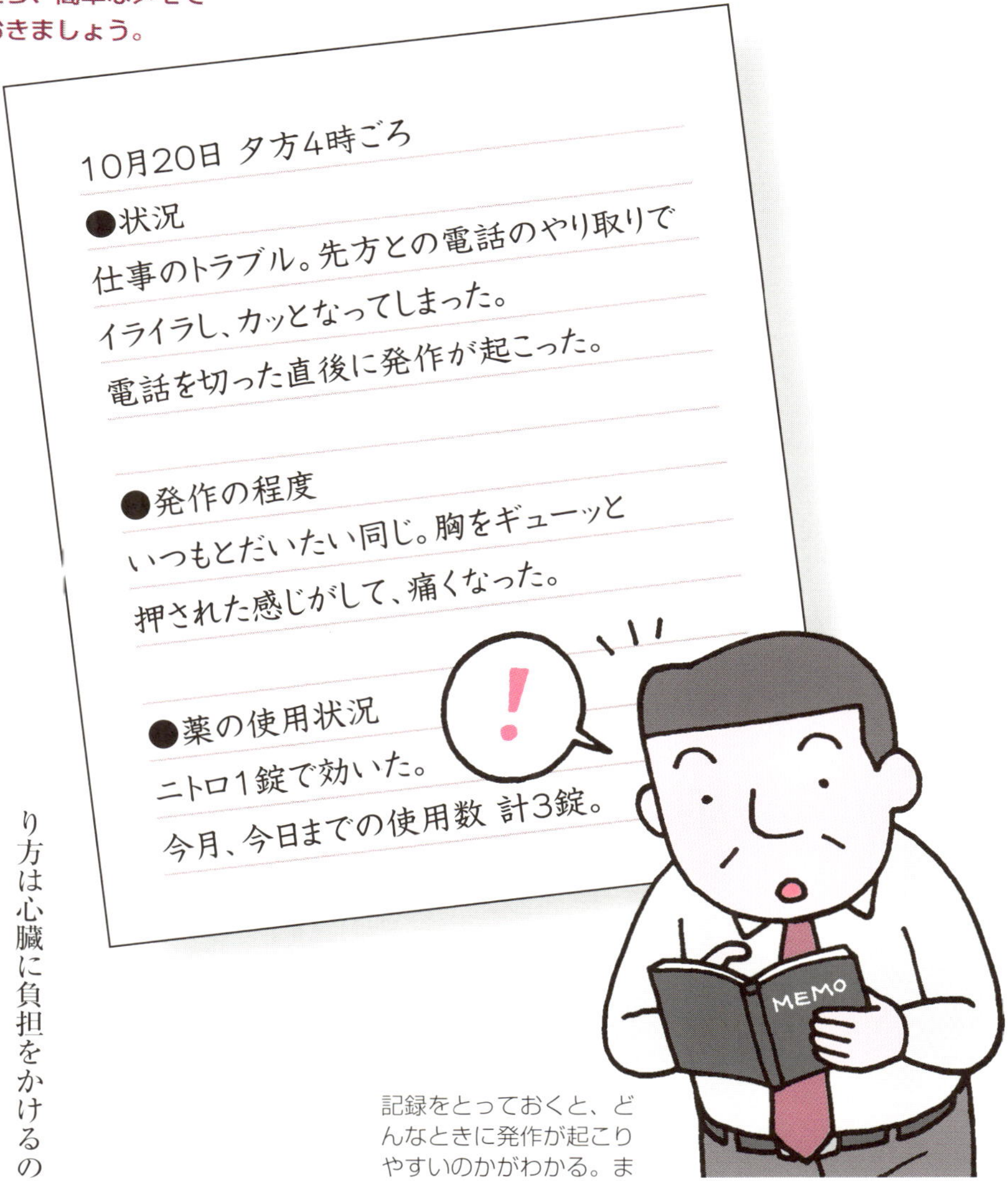

10月20日 夕方4時ごろ
●状況
仕事のトラブル。先方との電話のやり取りで
イライラし、カッとなってしまった。
電話を切った直後に発作が起こった。
●発作の程度
いつもとだいたい同じ。胸をギューッと
押された感じがして、痛くなった。
●薬の使用状況
ニトロ1錠で効いた。
今月、今日までの使用数 計3錠。
!
MEMO

記録をとっておくと、どんなときに発作が起こりやすいのかがわかる。また、薬の使用状況がわかるので便利

あくまで予防策。無理をしないのが前提

狭心症と診断されたら、ふだんからできるだけ発作を起こさないように注意します。これまでと同じような生活パターンや仕事のやり方は心臓に負担をかけるので、見直しましょう（94ページ参照）。

ただ、それでも発作が起こりやすい状況になることがあるものです。そんな場合は、ニトロなどの薬をうまく使って発作を回避しましょう。

COLUMN

就寝中の発作に備えて薬を枕元に置いておく

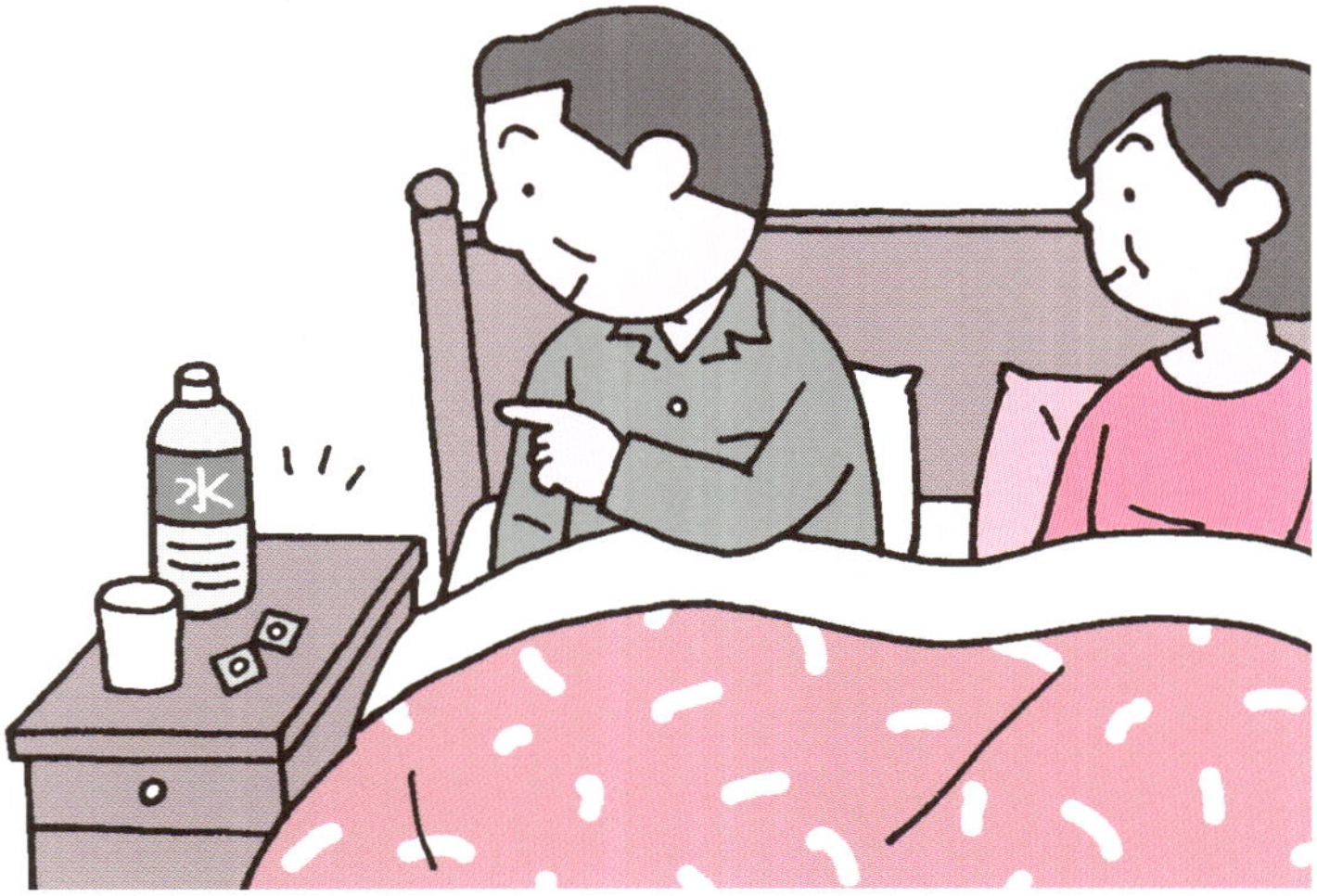

家族と同じ部屋で寝ると安心

できるだけ家族と同じ寝室で寝る。別室で寝る場合はブザーや呼び鈴、携帯電話を枕元に置いておく

特にけいれん性の発作は就寝中に多い

冠動脈のけいれんによる冠れん縮性の安静時狭心症は、自律神経の働きが関係しているため、夜中の二時や明け方四時ごろに発作が出やすいという特徴があります。

発作が起こる時間帯はだいたい一定しています。何度か発作を経験するうちにしだいにパターンもわかってくるので、落ち着いて対処しましょう。

手が届くところにニトロを常備

就寝中の発作に備えて、ニトロの舌下錠やスプレー薬は自分の手が届くところに必ず置いておきます。起き上がって薬を取りに行く動作で発作が悪化するので、できるだけ動かないですむ場所に用意しておきます。

就寝中は口が乾いていることが多く、唾液が少ないと舌下錠が溶けにくいことがあります。就寝中の発作にはスプレー薬を使うのもよいでしょう。

4

カテーテル治療、バイパス手術——血流を確保

近年、狭心症では
カテーテル治療を検討することが増えてきました。
心筋梗塞の発作にみまわれたら、待ったなしです。
救急車を手配し、循環器専門の診療科がある病院で
治療を受けないと命にかかわります。

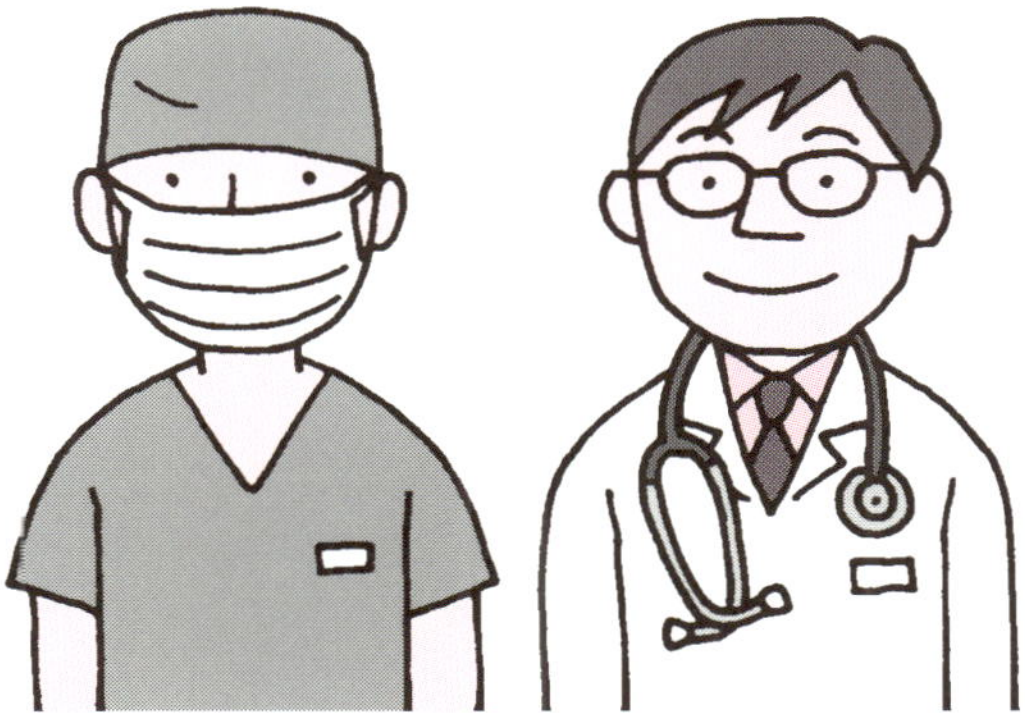

狭心症では

冠動脈の状態によってはカテーテル治療や手術が必要

狭心症と診断されたら、発作を予防しつつ、冠動脈の狭窄が悪化しないように治療を続けます。それでも狭窄が進んだときや、不安定狭心症だとわかったときはカテーテル治療や手術に踏み切ります。

冠動脈の狭窄の程度や発作の頻度で判断

動脈硬化が進んでさらに冠動脈が狭くなったり、新たな部位に狭窄が発生したりすることもあります。発作の頻度が増える、症状が強くなるなど以前より悪化したときにはカテーテル治療やバイパス手術が必要です。

安定狭心症は薬物療法で様子をみることがしばしばありますが、近年はカテーテル治療が進歩したため、以前よりカテーテル治療に進むことが多くなってきました。

また、不安定狭心症はいつプラークが破裂して心筋梗塞の発作が起こるかわからないため、狭窄の程度に関係なく、早々にカテーテル治療やバイパス手術に踏み切ることになります。

安定狭心症でも狭窄が悪化したら

安定狭心症でも、冠動脈の動脈硬化が進行して、血管が狭くなってきたら危険です。心筋梗塞に移行する前にカテーテル治療やバイパス手術を検討します。

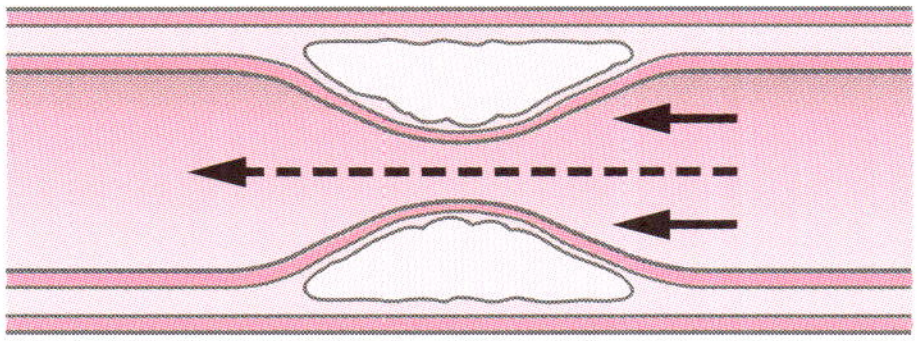

メタボや高血圧、高血糖、脂質異常症、肥満があると動脈硬化が進みやすい。そのため、冠動脈の狭窄が悪化していくことが多い

↓

カテーテル治療へ

狭窄部分を拡げるバルーン療法やステント留置、アテロームを削るロータブレーターなどの方法がある

→70〜75ページ

↓

冠動脈の根本に狭窄がある
複数の冠動脈に病変がある

↓

バイパス手術を検討する

狭窄を起こしている部位を迂回してつなぐバイパス血管をつくる手術をおこなう

→76〜77ページ

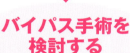

入院して治療する

冠動脈にできたプラークの被膜が非常に薄く、いつ破裂するかわからないので、万全を期すため入院して治療する。特に右記の状態のときはすぐにでも手術を検討する

カテーテル治療へ

ステント留置がよくおこなわれる。狭窄部分を拡げたのち、網目状の「ステント」という器具を留置して再狭窄を防ぐ

カテーテル治療をしても再発をくり返す

メタボなどがあると冠動脈の複数の箇所で動脈硬化が進行しやすく、再発をくり返すことがよくある

バイパス手術を検討する

カテーテル治療で再度狭窄を拡げることは可能だが、冠動脈の状態によってはバイパス手術のほうが確実に治療できるときは手術が選択される

→ 76〜77 ページ

不安定狭心症とわかったら

不安定狭心症は心筋梗塞に移行する危険があるので、そのまま放置するわけにはいきません。診断がつきしだいすぐに入院し、カテーテル治療をおこないます。

以下の場合は手術を考える

- 狭窄が複数ある
- カテーテル治療がしにくい部位に狭窄がある
- 左冠動脈の根元に狭窄がある
- 高度の心機能低下
- 重度の糖尿病や腎臓病がある

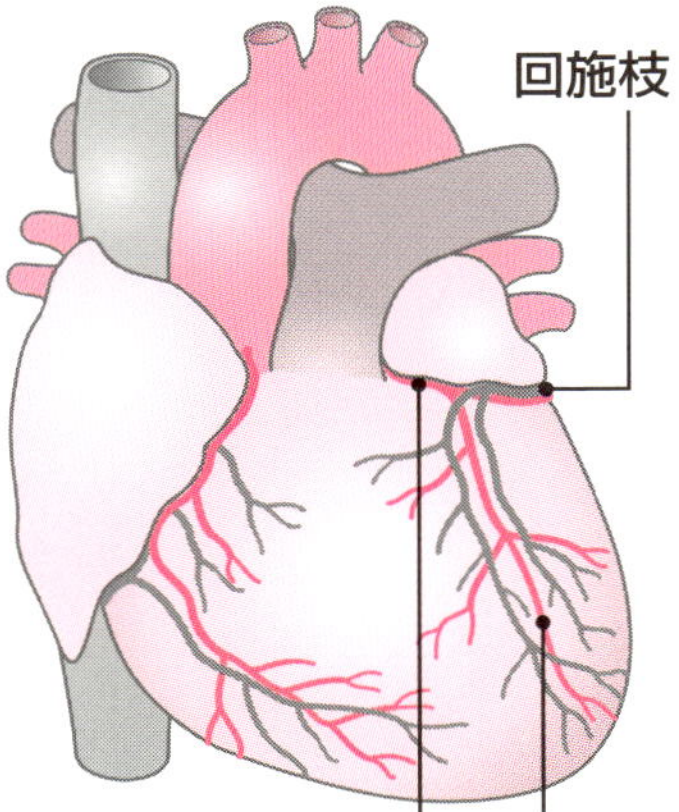

左冠動脈は回旋枝と前下行枝に分かれている。つまり、左冠動脈の根元に狭窄があると、この２本の血管まで血流不足になってしまうため、バイパス手術が必要になる

心筋梗塞では

心筋梗塞は診断がつきしだいすぐに治療を開始

心筋梗塞の治療は時間との勝負です。心臓のダメージを最小限にとどめるため、病院に到着したらすぐに検査をして、心筋梗塞だとわかったら血流を再開させるための治療を大至急おこないます。

発症から3時間以内に

心筋梗塞の治療は発症から３時間以内、遅くとも６時間以内に血流を再開できれば、心臓のダメージを最小限に抑えられます。CCU（冠疾患集中治療室）がある病院なら、24 時間 365 日体制で心筋梗塞の治療が受けられます。

CCUのある医療機関を調べておこう

すでに狭心症と診断されている人は心筋梗塞に移行するリスクを考え、いざというときのために最寄りの CCU がある医療機関を調べておくとよい。病院側の受け入れ事情にもよるが、いざというとき連絡できる

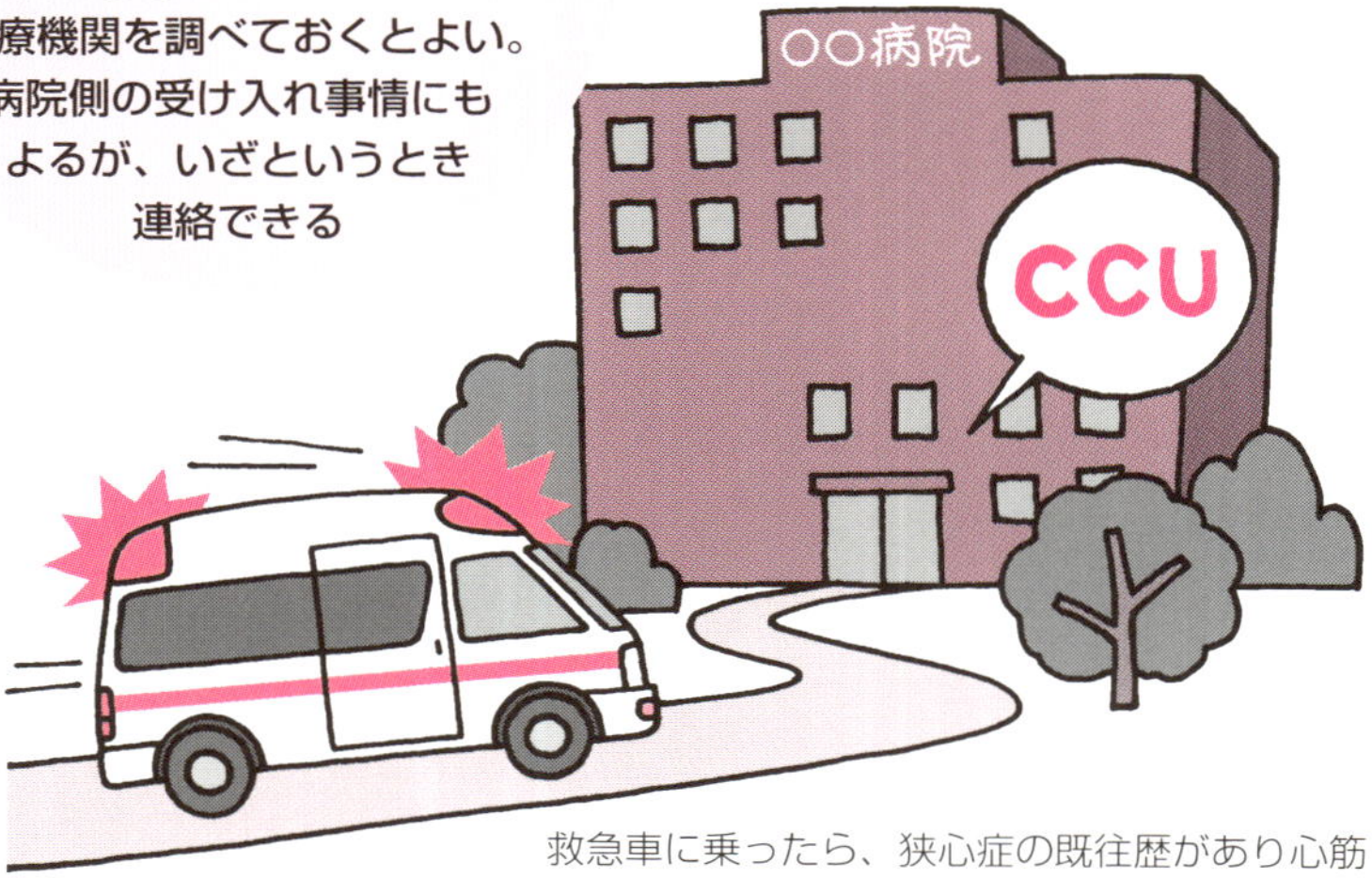

救急車に乗ったら、狭心症の既往歴があり心筋梗塞が考えられることと、「○○病院には CCU があるようです」と同乗者が相談してみよう

循環器専門科がある病院がベスト

心筋梗塞を起こし、冠動脈に血栓が詰まるとそこから先の血流が完全にストップします。すると酸素不足に陥った心筋が壊死しはじめ、時間が経過するほど、心臓は大きなダメージを受けます。

病院に到着したら検査をして、診断が確定したらすぐに血流を再開させる治療を始めます。これを「再灌流《さいかんりゅう》療法」といいます。

再灌流にはカテーテル治療をおこないます。そのためには循環器専門でCCUのある病院がベストです。しかし、医療機関によっては設備がなく、できないこともあります。別の方法（左ページ囲み）で緊急処置をします。

一刻も早く冠動脈を再開通させる

病院に到着したら、検査を経てすぐに血流を再開させる再灌流療法を開始します。カテーテル治療にはリスクを伴うので、本人や家族にインフォームドコンセント（医療機関からの説明と患者側の同意）で治療の同意を得たのち、すぐに取りかかります。

医療機関に到着

カテーテルによる検査と治療を同時におこなう

心電図や血液検査など基本の検査をおこない、さらにカテーテル検査で血栓が詰まっている位置を調べる

カテーテル治療ができるときは

検査でカテーテル治療が可能かどうかを判断する。カテーテル治療ができるのは、原則として発症から12時間以内。それ以降になると心筋のダメージが大きすぎるため、別の治療法を考える

不整脈やショック状態になったときは

心室細動など危険な不整脈を起こしたときは、除細動器（電気ショック）やペースメーカーで治療する。また、ショック状態や心不全になっているときは、大動脈バルーンパンピングという方法で心臓のポンプ機能を助ける治療をおこなう

冠動脈の血流再開へ

カテーテル治療ができる状態になったら再灌流療法をおこない、冠動脈の血流を再開させる

すぐにカテーテル治療ができないときは

医療機関によってはカテーテル検査・治療の設備がなく、すぐに治療できないときがあります。この場合は血栓溶解剤を静脈から注射し、血栓を溶かして血流を再開させます。その後、カテーテル治療や手術ができる医療機関へ再搬送されるのが一般的です。

カテーテル治療

バルーンをふくらませ、血管を拡げる

カテーテル治療では、カテーテルという細い管を冠動脈まで到達させ、狭窄部分や血栓が詰まった部分にアプローチします。胸を開かずにすむので患者さんの負担が軽く、回復も早いというメリットがあります。

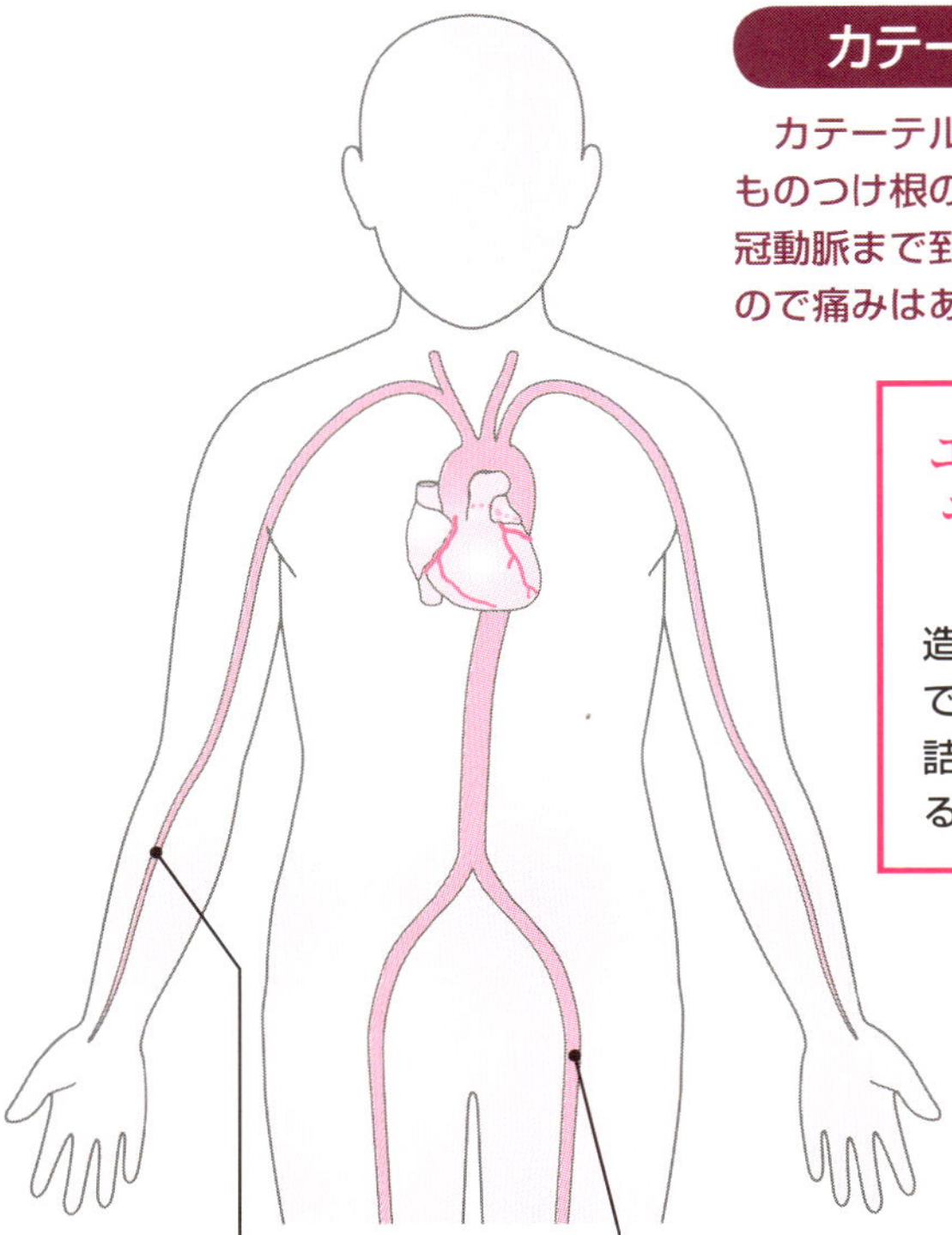

カテーテルを入れる箇所

カテーテルは、手首の橈骨動脈か、太もものつけ根の大腿動脈から挿入し、心臓の冠動脈まで到達させます。局所麻酔をするので痛みはありません。

エックス線で撮影し、モニターでみながら治療する

造影剤を注入し、エックス線で撮影すると狭窄部や血栓が詰まっている部分が確認できる。その状態で治療を進める

橈骨《とうこつ》動脈
手首からカテーテルを入れていく

大腿《だいたい》動脈
太もものつけ根からカテーテルを入れていく

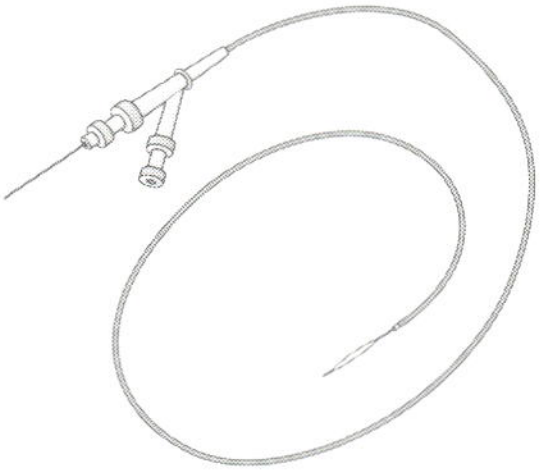

カテーテルは直径約２㎜と非常に細い。先端にバルーンが収納されている

胸を開かず、すみやかに治療できる

カテーテル治療は、カテーテル検査（42ページ参照）と同じ要領で進めます。カテーテルの先端にはバルーン（風船）が収納されていて、これを冠動脈の狭窄部分や詰まっている部分を通過させるように挿入します。

そして、その部分でバルーンをふくらませ、冠動脈を狭めたり詰まらせている血栓やプラークを圧迫して血管壁に押しつけ、血管内腔を拡げて血流を再開させます。

バイパス手術のように全身麻酔で胸を開いておこなう手術ではないため、患者さんの負担が少ないうえ、治療後の回復も早いので、入院期間も短くてすみます。

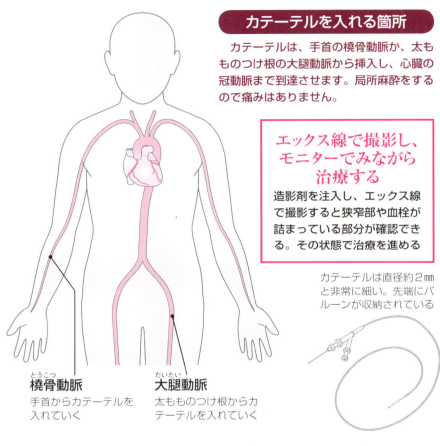

①ガイドワイヤーを狭窄部に送り込む

カテーテルを挿入し、ガイドワイヤーに装着したバルーンがちょうど狭窄部分にくるように位置を調節する

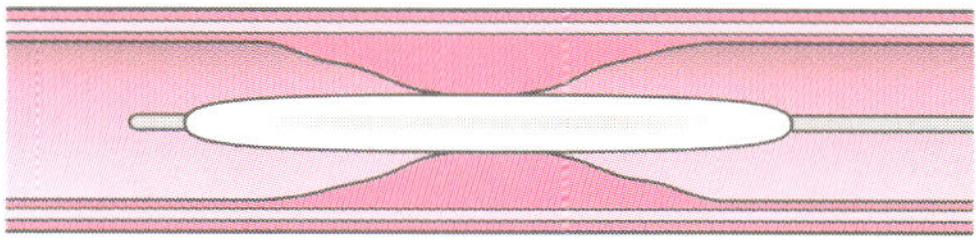

②バルーンをふくらませる

30 秒から 1 分ほどバルーンをふくらませたままにして、血栓や破裂したプラークを血管壁のほうに押しやるようにして血管の内腔を拡げる

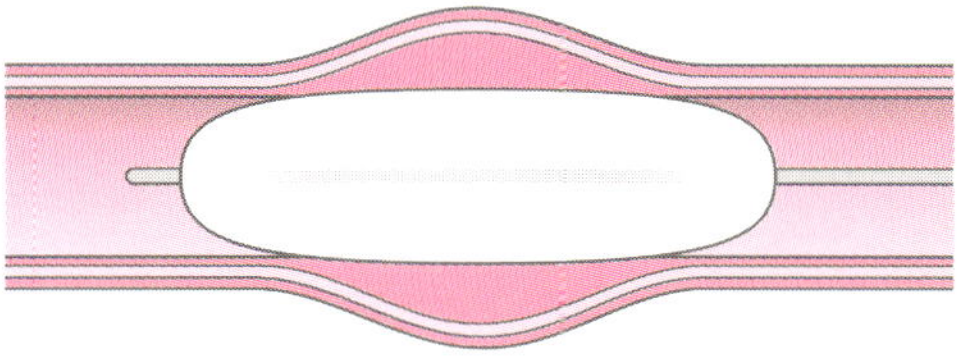

③バルーンをしぼませる

バルーンをしぼませ、狭窄部分がしっかり拡がって血流が再開するのを確認したらカテーテルを抜き取る

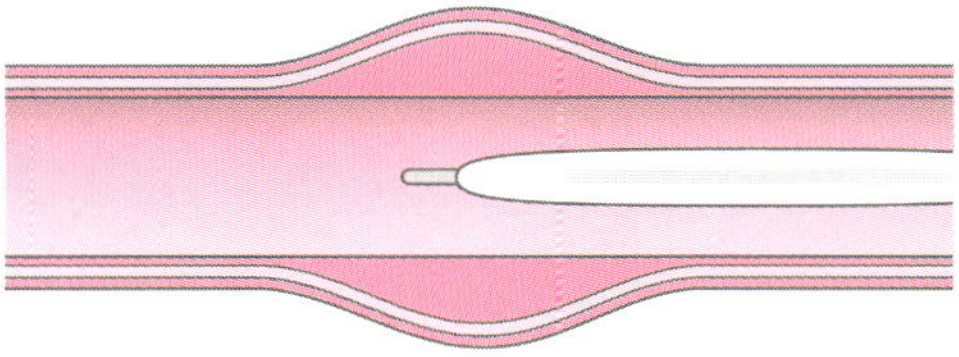

バルーンをふくらませる

カテーテルを冠動脈の病変部分まで送り込んだら、ガイドワイヤーに装着したバルーンをふくらませて血管の内腔を拡げます。これをバルーン療法といいます。

こんな人はカテーテル治療がむずかしい

- 狭窄や血栓が詰まった部分がカテーテルでは治療しにくいところ
- 糖尿病の合併症などによって腎機能が著しく低下している
- 金属アレルギーがある
- 出血性の疾患があり、治療後の抗凝血薬の服用ができない

バルーン療法の欠点

バルーンを使って狭窄を押し拡げても、約半数は治療後 3 ～ 6 ヵ月で再び狭窄が起こってしまう。再治療が必要になるので、現在ではステントを留置する方法（72 ページ参照）が主流となっている

ステント留置

拡げた血管が再び狭くならないように支える

詰まったり狭くなったりした部分をバルーンで拡げても、半数近くは時間の経過とともに再び狭くなってしまいます。そこで、再狭窄を防ぐ目的で金属製のステントという器具を留置する方法があります。

カテーテル治療＋ステント留置

現在のカテーテル治療では、再狭窄を防ぐためにステント留置をおこなうのが主流です。使用するステントはステンレススチールやコバルト合金などの金属製で、網目状の小さな筒のような形をしています。

①ステントをかぶせたバルーンを挿入する

バルーンの上にステントをかぶせ、カテーテルをガイドワイヤーに沿って冠動脈の詰まっている部分まで送り込む

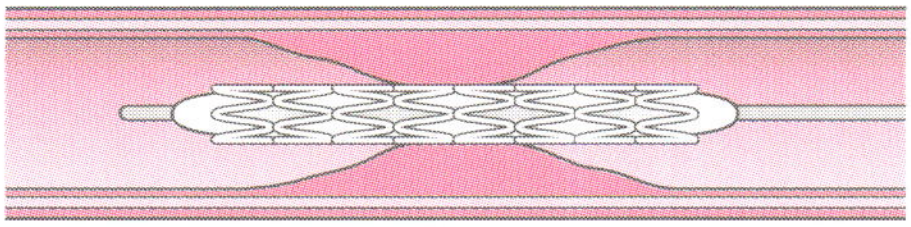

②バルーンをふくらませて、ステントを拡げる

バルーンをふくらませ、プラークを血管壁に押しつけて血管の内腔を拡げ、同時にステントも拡げる

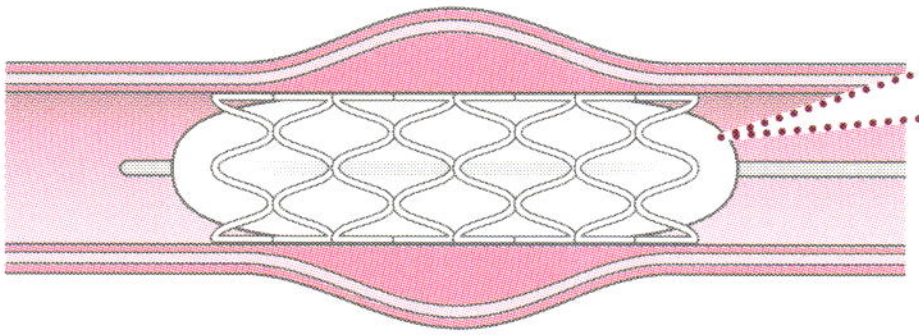

③バルーンをしぼませて、ステントを留置する

ステントが拡がって血管を拡げて支えているのを確認したら、バルーンをしぼませてカテーテルを抜き取る

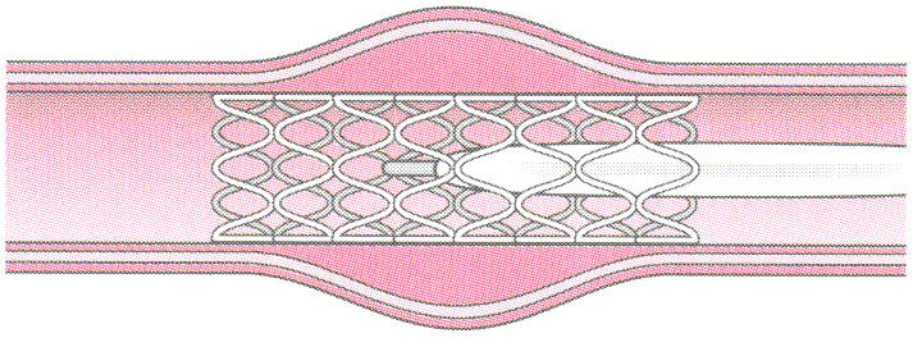

使用するステントは薬剤溶出型が主流

ステントには従来からの金属性のもの（ベアメタルステント）と、再狭窄を防ぐ作用のある薬が溶け出す薬剤溶出性ステントの２種類がある。それぞれメリットとデメリットがあるが、現在は薬剤溶出性ステントのほうが多く使われている

ステント留置後の注意点

ステント留置によって冠動脈の再狭窄のリスクはかなり少なくなりますが、別の注意点があります。まれにですが、ステントを異物とみなすことによって「ステント血栓」ができることがあるのです。

ステント血栓の対策が必要

ステントは金属製なので、これが血管内にあると異物とみなし、排除しようとする体の反応によって血栓ができてしまう

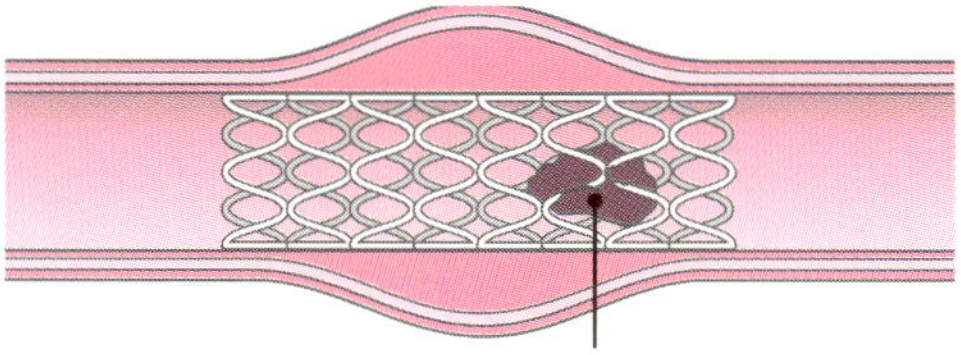

そこで

血栓予防の薬を一定期間服用する

血栓ができると心臓発作などの原因になるため、予防のために抗血小板薬を一定期間服用する。ベアメタルステントは生体へのなじみが早いので２～４週間程度でよいが、薬剤溶出性ステントは１年ほどかかるため、抗血小板薬も１年ほどのみ続けることになる

抗血小板薬の服用中の注意点

出血しやすくなるため、ケガや打撲などに注意が必要です。また、出血を伴う歯科治療や外科手術を受けるときには、事前に必ず主治医に相談を。胃潰瘍などの出血性の病気になったときも、抗血小板薬の服用を続けるかどうかを主治医に必ず確認しましょう。

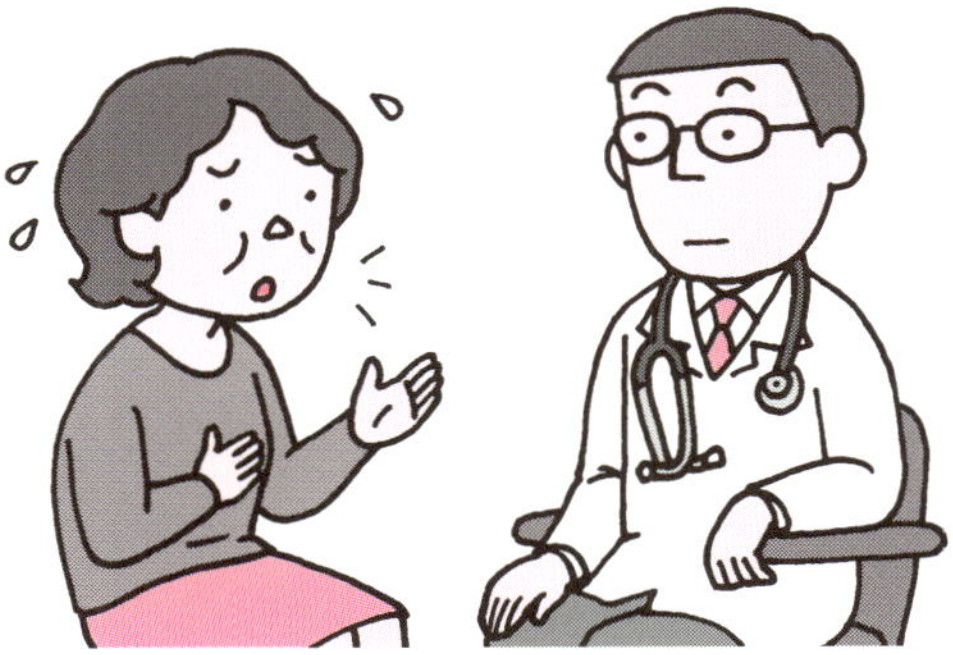

バルーン療法の欠点を改善した方法

バルーン療法そのものは約九五％の成功率で冠動脈の詰まりや狭窄の改善に効果がありますが、冠動脈を拡げたままの状態を維持できないという欠点があります。

半数近くの人が治療後三～六ヵ月で再狭窄を起こすという報告もあり、バルーン療法だけでは不十分であることが多いのです。

その欠点を解消するのがステント留置で、これによって再狭窄を起こすリスクは一〇％以下にまで下がっています。

ロータブレーター

石灰化したプラークを削って開通させる

動脈硬化が進むと、プラークが石灰化してしまうことがあります。そうなるとバルーンやステントでは治療できないので、ロータブレーターで削って血管を開通させます。

特殊なドリルでプラークを削る

カテーテルで冠動脈の狭窄部分までロータブレーターを挿入し、石灰化したプラークを削って血管を開通させます。ロータブレーターはダイヤモンドチップがついたドリルで、高速で回転させることでプラークを削ります。

ロータブレーター

約１㎜径の楕円形の金属製で、毎分15万～20万回の速さで回転し、プラークを削る。ヘッド表面にはダイヤモンドチップがついており、細かく粉砕できる

削ったカスはどうなる?

プラークは５マイクロ《μ》メート《m》ルほどの非常に細かい粒子に粉砕されるので、削ったカスが再び冠動脈に詰まる心配はない

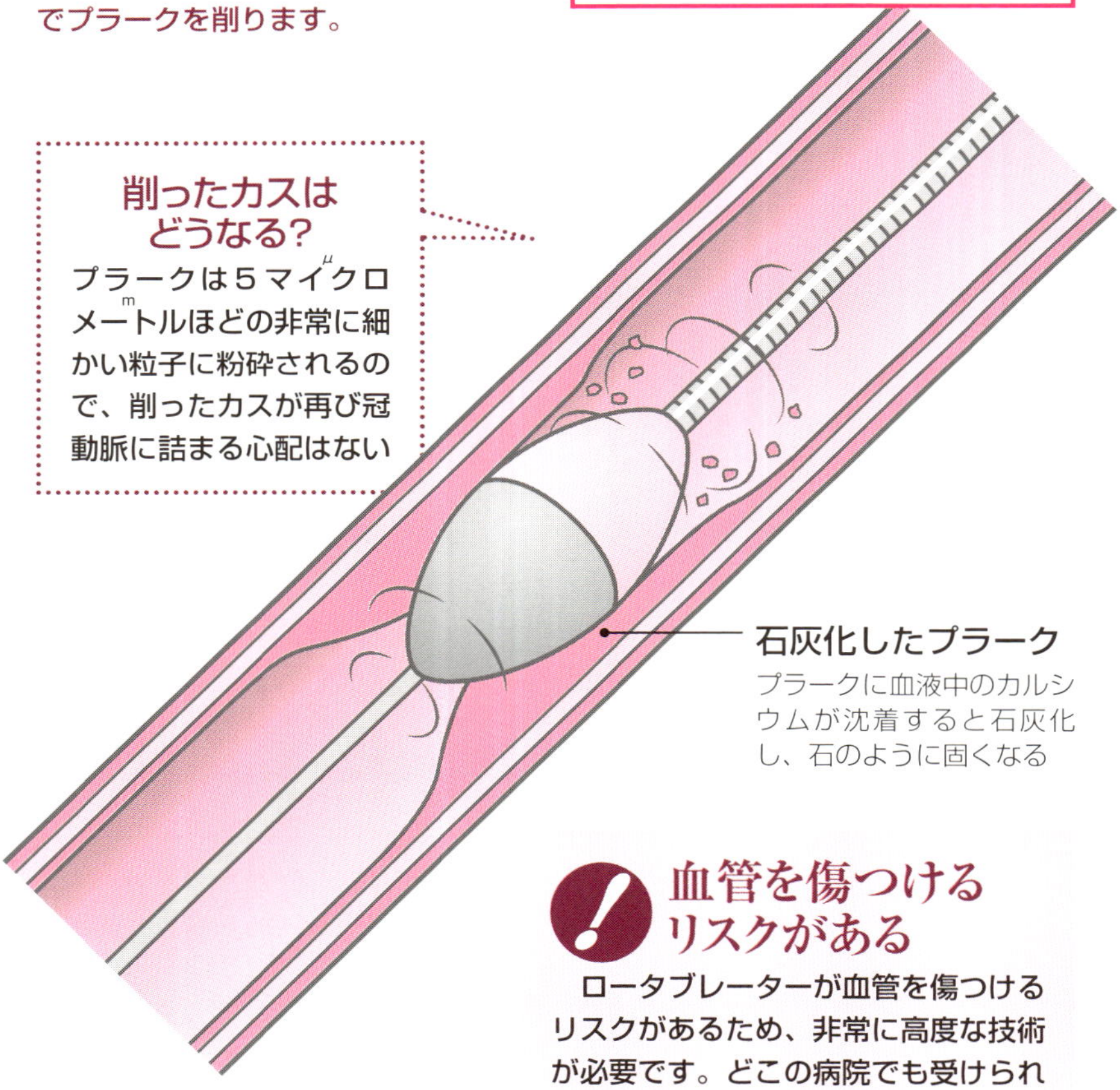

石灰化したプラーク
プラークに血液中のカルシウムが沈着すると石灰化し、石のように固くなる

! 血管を傷つけるリスクがある

ロータブレーターが血管を傷つけるリスクがあるため、非常に高度な技術が必要です。どこの病院でも受けられる治療ではなく、カテーテル治療の症例数や成功率などの基準を満たしている医療機関に限られています。

その他のプラークを削る治療法

カテーテルを使った治療法は年々進化しています。方向性アテレクトミー（粥腫切除術）やエキシマレーザーなど、新しい治療法が登場しています。

高度な技術が必要なので、まだ実施が限られている

カテーテル治療のうち、バルーンやステントを使った方法は現在では標準的におこなわれています。

一方、ロータブレーターや方向性アテレクトミー、エキシマレーザーは従来のカテーテル治療が難しかった人にもできるメリットがあるのですが、高度な技術が必要で、まだ限られた病院でしかできません。

もし、これらの治療をすすめられたときは医師の説明をよく聞いて、十分に納得したうえで受けるようにしましょう。

方向性アテレクトミー

カテーテルの先端に装塡《そうてん》されたカッターでプラークを削る方法。カッターの回転はゆっくりで、切除したプラークはカテーテル内に収容され、回収して検査することができます。

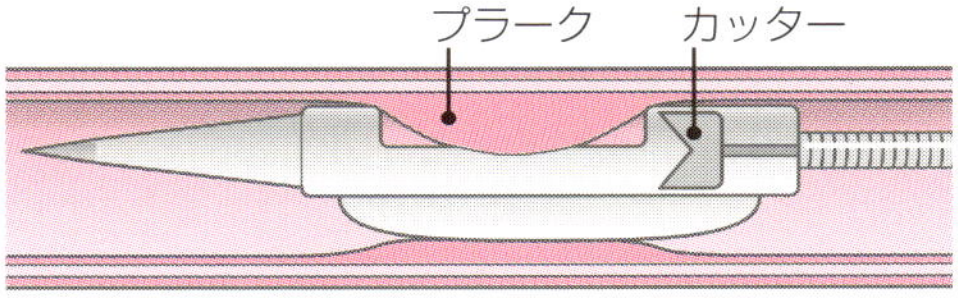

1　プラークがある部分までカテーテルを挿入する。カテーテルの片側についたバルーンをふくらませ、プラークにカッターを押しつける

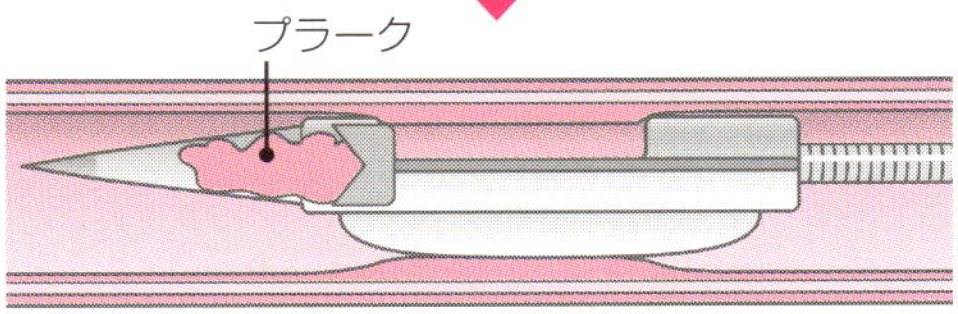

2　そのままカテーテルを前方に移動させると、プラークが削り取れる。ロータブレーターよりも大量のプラークを削ることができる

エキシマレーザー

紫外線を出すレーザーで、石灰化した固いプラークも通常のやわらかいプラークも同時に削ることができます。先進医療の１つで、おこなえる医療機関がまだ限られています。

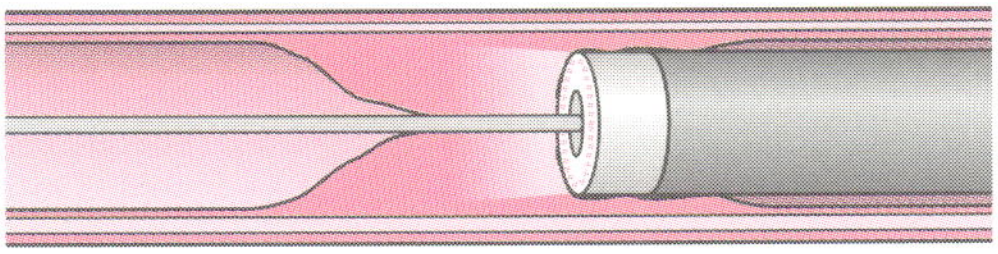

通常のレーザーを照射すると血液が固まってしまうが、エキシマレーザーはその心配がなく治療できる

バイパス手術

詰まった血管の代わりにバイパス血管をつくる

カテーテル治療が難しいとき、あるいはカテーテル治療をしても再発をくり返すような場合にはバイパス手術をおこないます。胸を開くので、患者さんの負担は大きいのですが、根治が望めます。

負担は大きいが、再発のリスクは低くなる

冠動脈のバイパス手術とは、狭窄によって血流が低下したり、血栓によって血流が途絶えたりした血管の代わりに、迂回路《うかいろ》となる新たな血管をつくる手術です。

冠動脈の狭窄部分がカテーテル治療の難しい位置だったり、すでにカテーテル治療をした後再発をくり返したりする場合には、バイパス手術を検討します。

バイパス手術は開胸手術なので、患者さんの負担は大きいのですが、現在は心臓を止めずにおこなう手術法が日本では主流です。心臓を止めておこなう手術法よりも回復が早く、高齢者にも適応できるようになっています。

▼バイパス血管で迂回路をつくる

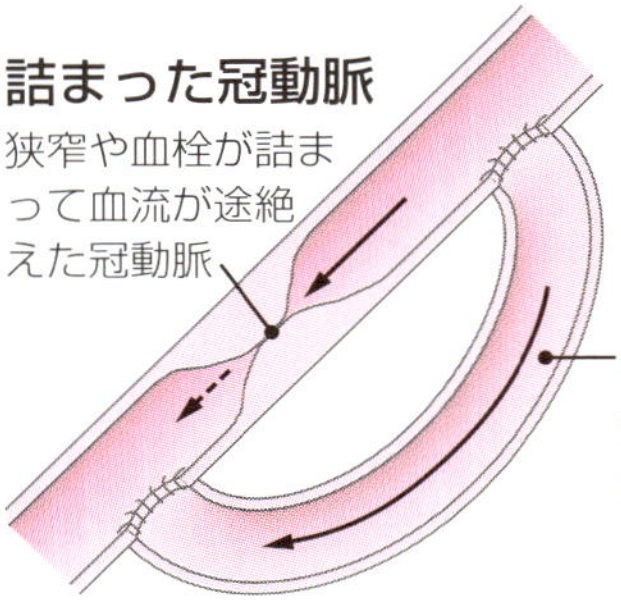
詰まった冠動脈
狭窄や血栓が詰まって血流が途絶えた冠動脈
バイパス血管
詰まった部分を迂回し、新たな血管をつくって血流を回復させる

使う血管はほかからもってくる

バイパス手術で迂回路に使用する血管を「グラフト」といいます。グラフトには患者さん本人の血管を使用しますが、下図の血管のいずれかを切除して使います。切除しても他の血管が役割を補うので、問題ありません。

▼使用する血管

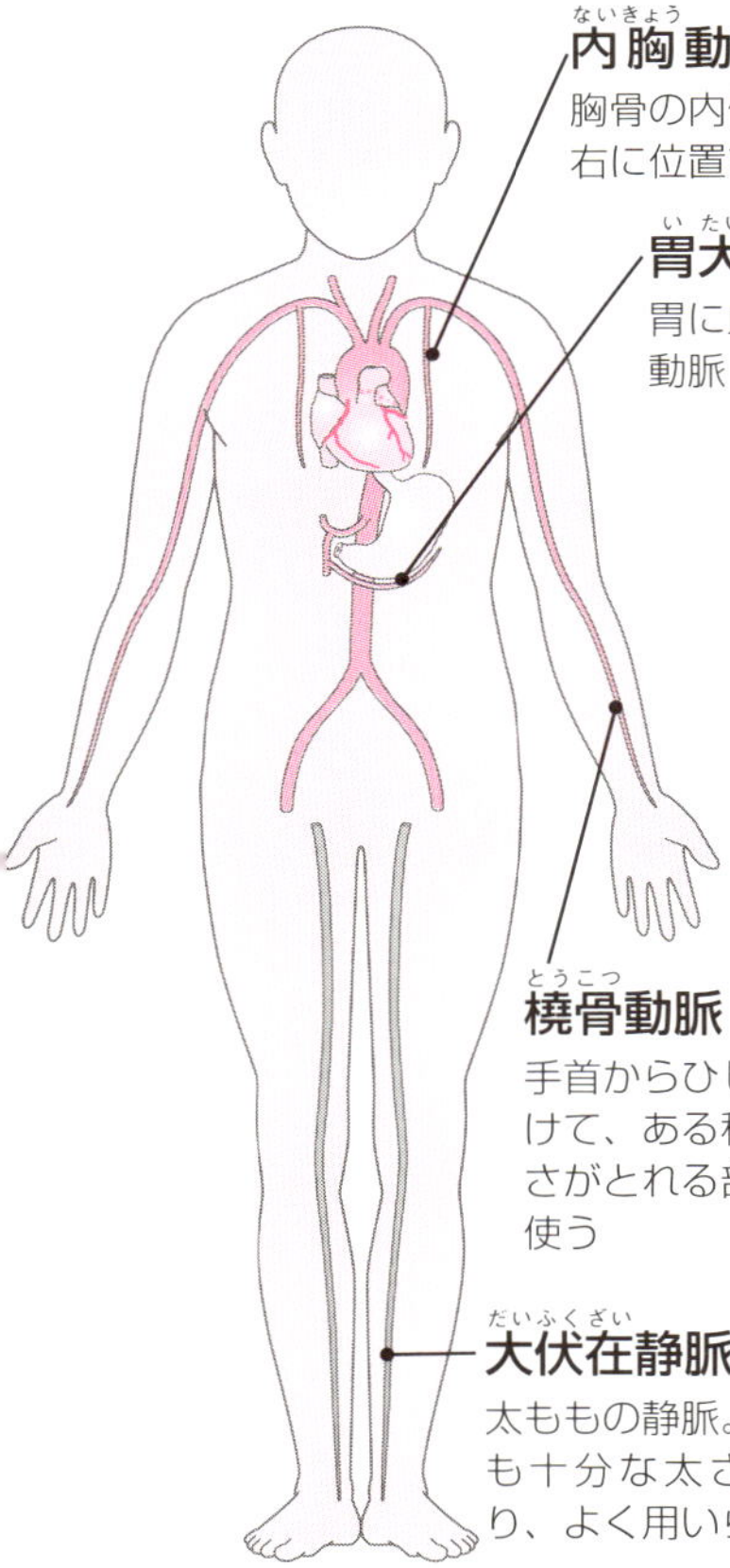
内胸《ないきょう》動脈
胸骨の内側、左右に位置する
胃大網《いたいもう》動脈
胃に血液を送る動脈
橈骨《とうこつ》動脈
手首からひじにかけて、ある程度長さがとれる部分を使う
大伏在《だいふくざい》静脈
太ももの静脈。長さも十分な太さもあり、よく用いられる

バイパス手術の方法

冠動脈のバイパス手術には、人工心肺装置につないでおこなう「オンポンプ術」と、心臓を止めずにおこなう「オフポンプ術」があります。日本では現在、オフポンプ術が主流です。

オンポンプ術

心臓を一時的に止め、その間は人工心肺装置につないで手術をする。心臓が止まっているので血管縫合をていねいにできるが、まれに脳梗塞を起こす危険、腎機能や肺機能の低下を招く危険がある

オフポンプ術

心臓を止めず、スタビライザーという器具をつけて心臓を固定して手術する方法。心臓が拍動している状態で手術するので高度な技術が必要だが、患者さんの負担が軽く、回復が早い

オフポンプ術のメリット

・脳梗塞のリスクが少ない
・腎機能、肺機能の低下が起こりにくい
・高齢者や合併症のある人でもおこないやすい
・術後の回復が早く、入院期間も短くてすむ

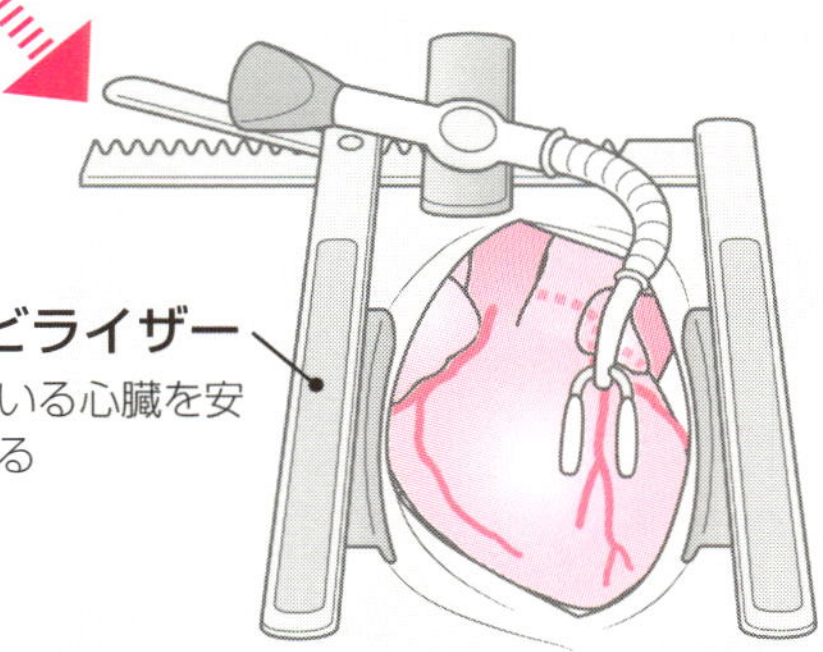

スタビライザー
動いている心臓を安定させる

胸の切り方は2通り

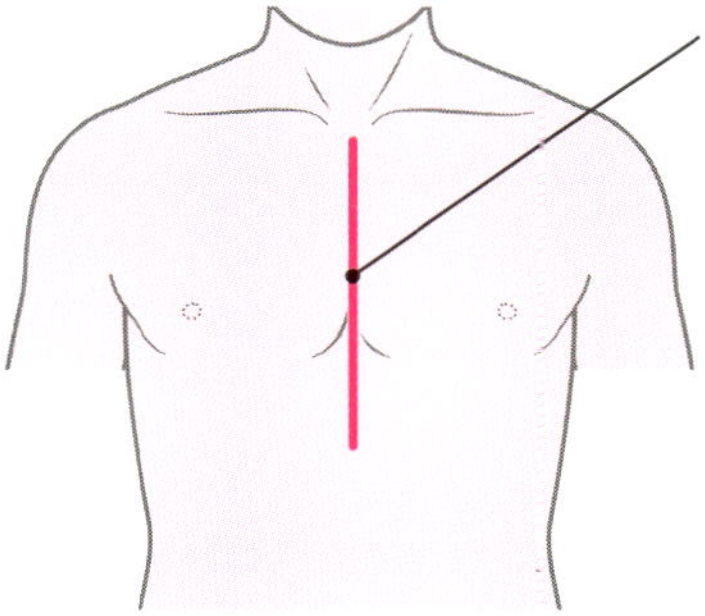

オプキャブ（OPCAB）
胸骨を縦に15～20cmほど大きく切り開く。傷は大きいが、一度の手術で複数のバイパス血管をつなぎやすい

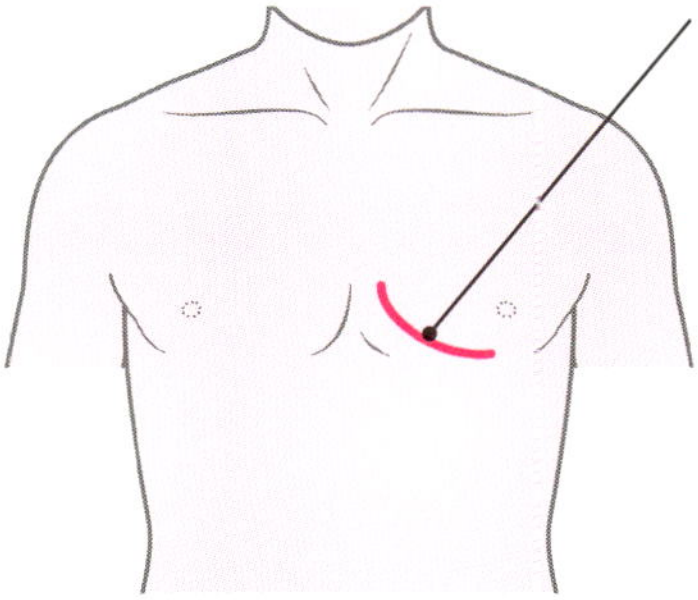

ミッドキャブ（MIDCAB）
左胸の乳首下、肋骨と肋骨の間を小さく切る方法。傷が小さく、回復が早いが、つなぐ血管が限られる

バイパス手術のデメリット

●全身麻酔
●手術時間が約5時間前後と長い
●感染症などの合併症、脳梗塞などを起こす危険がある
●再手術が難しい

術後はリハビリで心肺機能の回復を促す

バイパス手術後には、低下した心肺機能や運動能力を回復させる必要があります。運動療法やカウンセリング、患者教育など総合的なプログラムに基づき段階的に回復を促す、心臓リハビリがおこなわれます。

術後早期からリハビリを始める

バイパス手術など心臓の手術をすると、心臓だけでなく全身に大きな負担がかかります。術後しばらくは心肺機能が安定しなかったり、日常の生活動作も思うようにできなくなっていたりします。もとの状態に戻るまでには多少時間がかかります。

その回復を促す方法が心臓リハビリです。術後の早い段階から始めるほど効果的ですが、無理をすると不整脈や心不全、肺水腫などの合併症の心配があります。

そのため、集中治療室から一般病棟へ移り、全身状態が落ち着いてから本格的にスタートすることになります。

心臓リハビリの進め方

術後すぐは集中治療室ですごすことになります。本格的なリハビリは状態が落ち着き、一般病棟へ移ってから始めます。

術後1～3日程度

集中治療室

麻酔から覚めたら人工呼吸器の管を抜き、口から飲食できるようになる。出血量が減ったら、体に入れた管を抜く。排泄が自力でできるようになったら一般病棟へ移ることが多い

↓

一般病棟

ベッドで上体を起こす、座る、立ち上がるといった軽い動作からリハビリを開始。回復してきたら、介助をしてもらいながら歩く訓練も始める

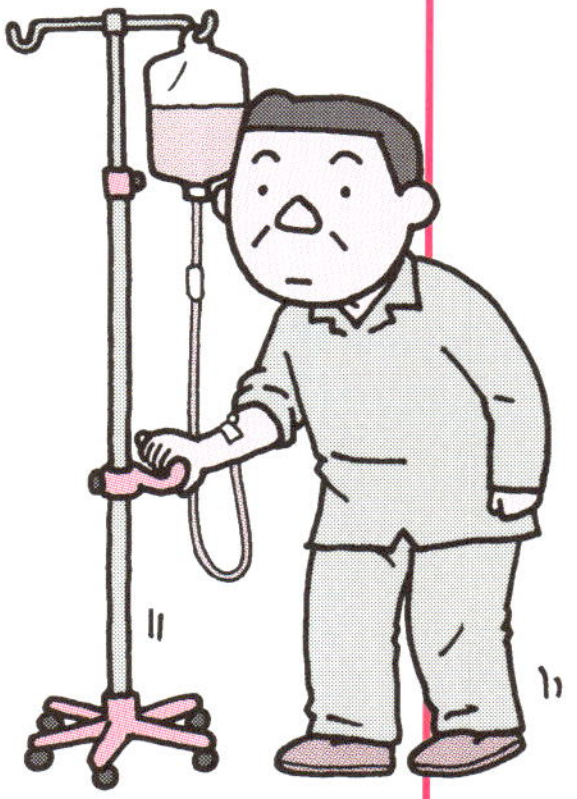

↓

1～2週間経過

全身の状態が安定し、不整脈などの合併症の危険がなくなったと判断されたらリハビリをさらにアップする

心臓リハビリは3段階で

心臓リハビリは、急性期・回復期・維持期の３つの段階で進められます。なお、維持期のリハビリは生涯続くと考えてください。

第１期／急性期リハビリ 1～2週間

病院で
（病室や病棟で）

目標▶身のまわりのことを自分でできるようになる

リハビリの内容
- 点滴や投薬などの治療と並行しながら、少しずつ負荷を増やす
- 洗面や排便、シャワー浴、着替え、廊下の歩行などが自分でできるようにする
- 心臓の機能評価の検査
- 生活指導や禁煙指導

１週間～10日後には本格的に運動開始
スタッフの監視下でエルゴメーター（自転車こぎ）やウォーキングなどの有酸素運動を始める

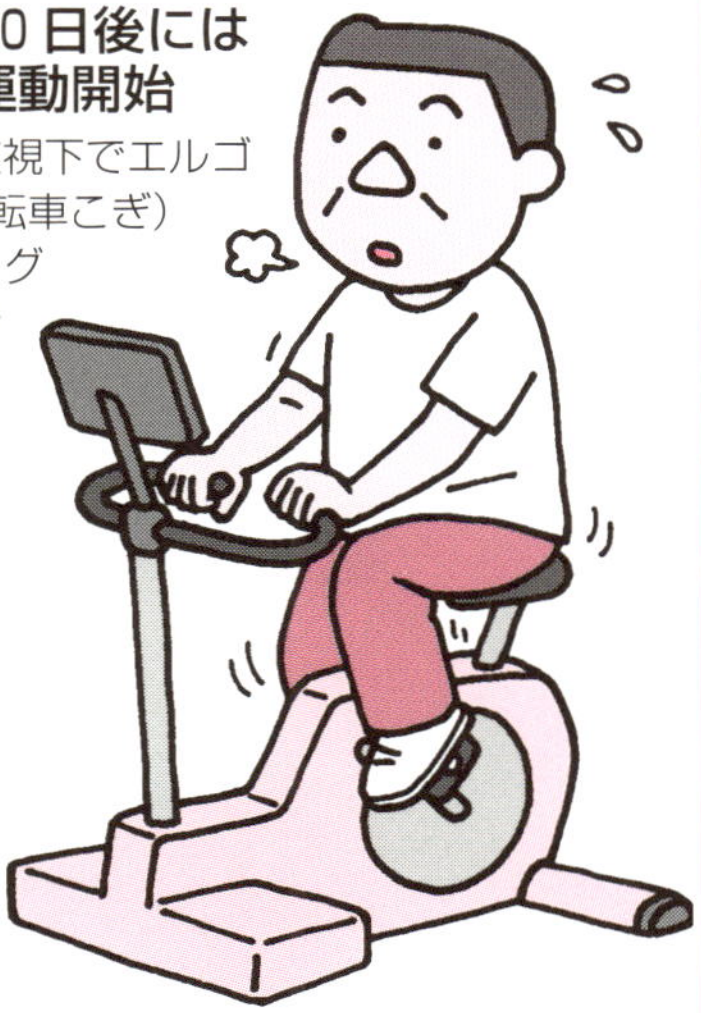

第2期／回復期リハビリ 2～3ヵ月

病院・外来・在宅で

目標▶退院後の社会復帰、職場復帰をめざす

リハビリの内容
- 入院中は運動療法室でのリハビリを継続する
- 定期的に身体機能検査、運動負荷心電図などの検査をおこない、回復の程度を確認し、リハビリの内容を調整する
- 退院後は外来でリハビリに通う
- 回復の状態をみながら、復帰の時期について医師と相談する

第3期／維持期リハビリ 生涯ずっと

家庭で

目標▶再発させず、快適にすごす

リハビリの内容
- 自宅に戻ってからも運動療法を継続する
- 必要に応じて食事療法や生活療法を継続する
- 禁煙を守る
- 定期的に通院し、異常がないか検査を受ける

COLUMN

カテーテル治療ができる医療機関は限られている

カテーテルの操作には熟練の技術が必要

胸を切り開かずに治療ができるカテーテル治療は成功率も高く、患者さんの負担も軽いため、非常にすぐれた治療法です。

しかし、細い血管にさらに細いカテーテルを挿入し、微妙な操作をしなければならないため、とても繊細かつ高度な技術が必要です。

また、十分な設備がないとできないため、カテーテル治療そのものができる医療機関は限られているのが現状です。

医療機関の多い都市部ではカテーテル治療ができる病院も比較的多いのですが、地方では救急搬送された病院でカテーテル治療ができないこともあります。

狭心症と診断されており、カテーテル治療が必要になる可能性があるなら、どこの病院でカテーテル治療が受けられるのか主治医に相談しておくと安心でしょう。

緊急手術になるリスクもある

カテーテル治療は循環器内科医がする治療ですが、冠動脈の状態によっては途中でカテーテルが入らなくなったり、まれに冠動脈が破れたりして緊急に外科手術が必要になることがあります。

こうしたリスクをよく理解したうえで受けることが大切です。

最近では、カテーテル治療をおこなう際には緊急事態に備え、心臓血管外科医が待機する体制をとっている病院も少なくありません。

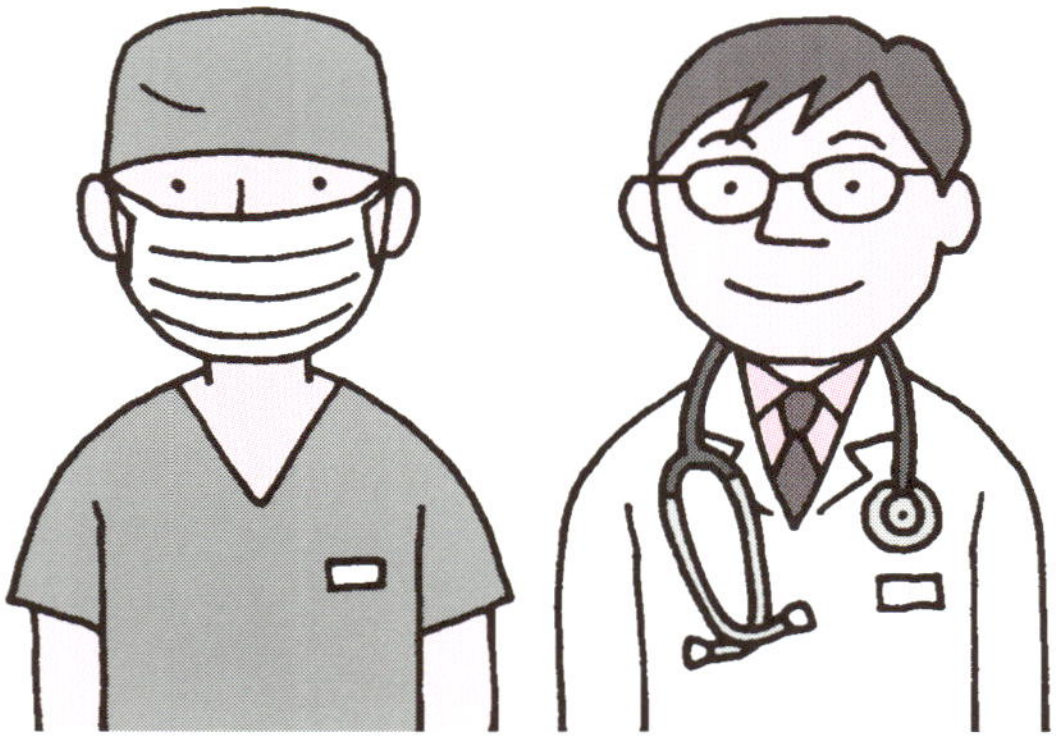

カテーテル治療をおこなうときは、緊急手術に対応できるように麻酔科医や心臓血管外科医が待機する

5

これまでの生活を見直し、自己管理を

心臓を守るには、できるだけ発作を起こさないように
ふだんの生活で注意しなければなりません。
ポイントは、血圧の急上昇を防ぐことと温度管理です。
さらに、働き方や生活スタイルの見直しなど、
ストレス対策も重要な課題といえます。

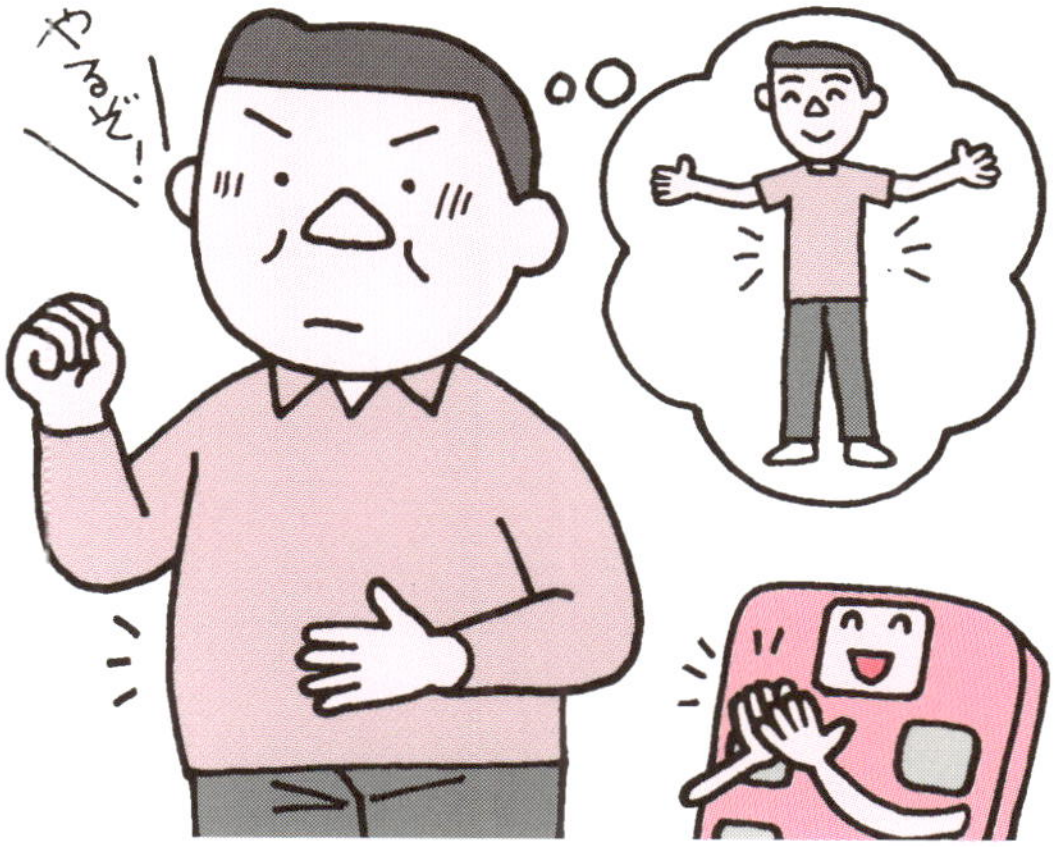

特に記載のないものは、すべてのタイプに共通です。

水分補給

こまめな水分摂取で血栓を防ぐ

血栓は体の水分が不足して、血液の粘り気が増すとできやすくなります。血栓を防ぐには、十分な量の水分摂取が必要です。特に夏場や運動後など、大量の汗をかいたときは意識して水を飲みましょう。

1日に体から失われる水分量の目安

合計　約2.5ℓ

尿や便として 約1.6ℓ
汗や呼吸で 約0.9ℓ

↓

水分不足にならないためには

↓

1日の水分摂取量の目安

食事などからとれる分
1日３回の食事から
約1ℓ
＋
体内で代謝によって
つくられる水分
約0.3ℓ
＝
合計 約1.3ℓ

失われる水分量2.5ℓから1.3ℓを差し引いた約1.2ℓが１日の水分摂取量の目安となる。なお、食事をとらないと水分摂取量が減るので、１日３回の食事はきちんととる

1日に1〜1.2ℓの水分を

１日あたりの目安量は１〜1.2ℓですが、汗をたくさんかいたときなどは多めにとるように調整しましょう。水分補給は一度にがぶ飲みするより、少しずつ何度かに分けて補給したほうが吸収もよくなります。

! 汗をかいたとき、発熱時は多めに

夏場や運動をして汗をたくさんかいたとき、風邪をひいたりして熱を出したときなどは体の水分が多く失われるので、1.2ℓよりも多めにとりましょう。

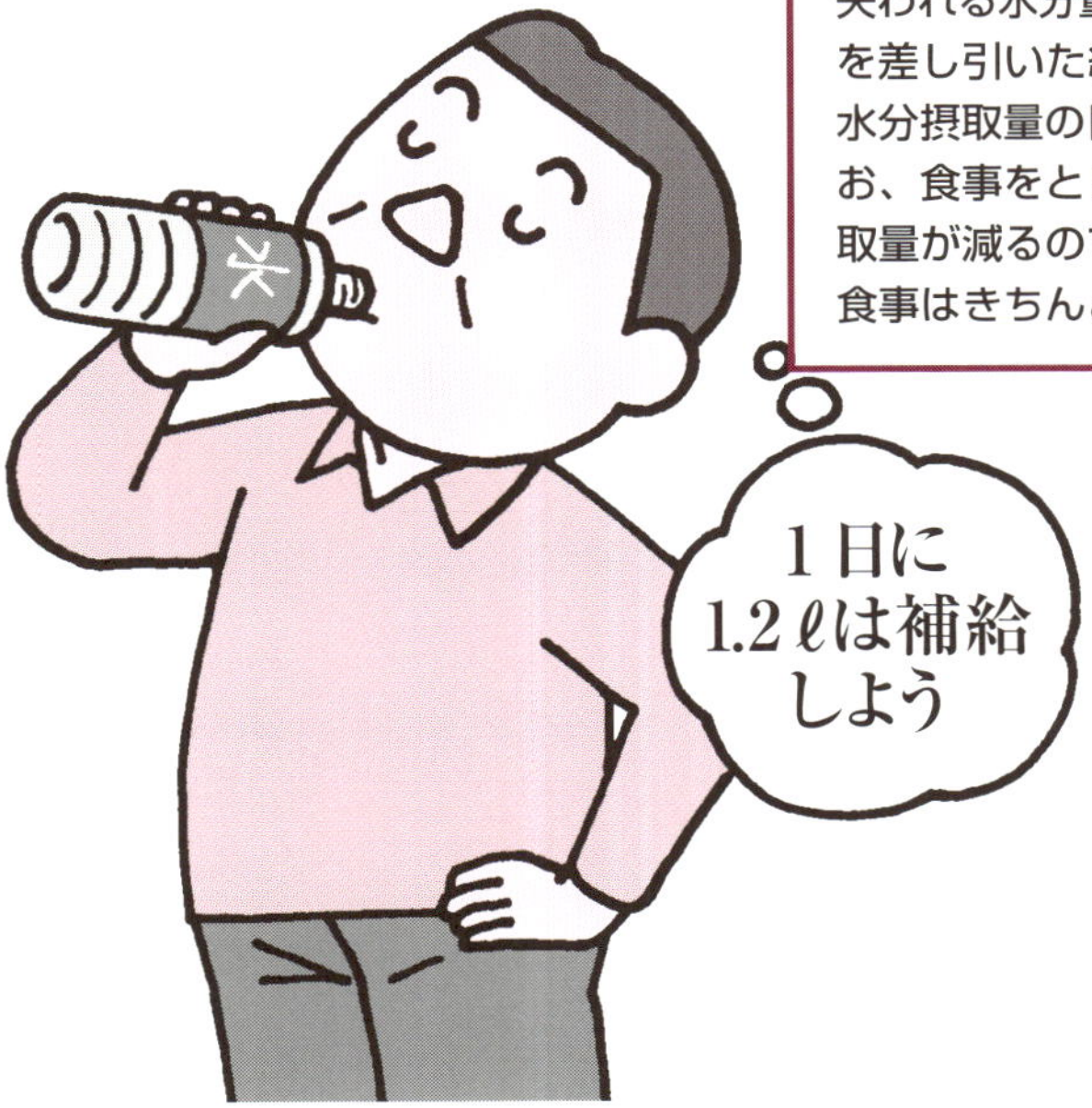

水分補給に適した飲み物

水分補給には自分の好きなものを飲んでかまいませんが、肥満や高血糖のある人は砂糖や脂質の多い甘い飲み物は控えてください。食事でスープやみそ汁などの汁物をとると水分摂取量を増やせます。ただし、塩分には注意しましょう。

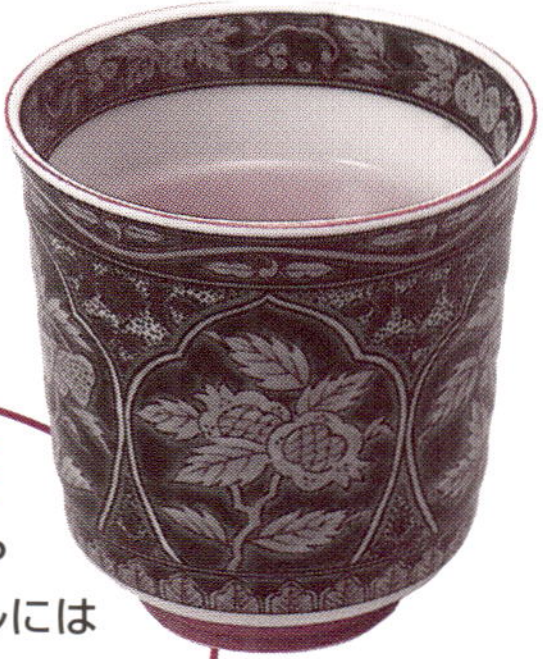

緑茶･紅茶

緑茶のカテキンや紅茶のポリフェノールには抗酸化作用があり、動脈硬化の予防に役立つ。カロリーが少ないのもよい

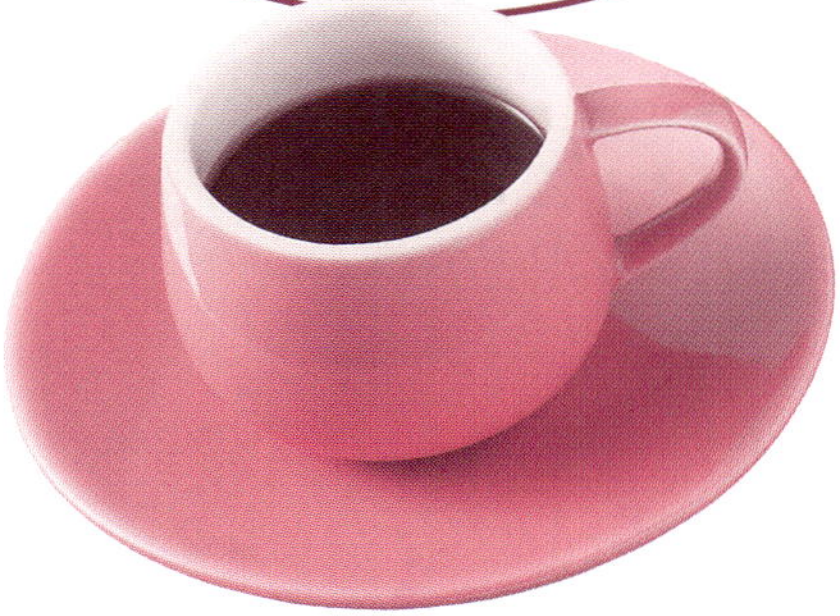

コーヒー

砂糖やミルクの入れすぎに注意。最近の研究では、コーヒーを１日３～４杯飲む人は心疾患による死亡のリスクが下がるという報告がある

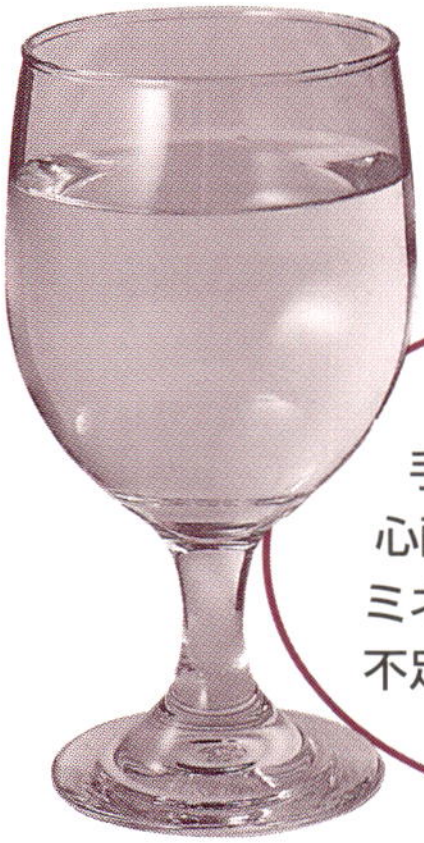

水

手軽で、カロリーの心配をする必要もない。ミネラルウォーターなら不足しがちなミネラルも補給できる

体が水分不足になると血栓ができやすい

人の体は約六〇％が水分なので、水分不足になるとさまざまな影響が出ます。

体の水分が五％失われると脱水症や熱中症に、一〇％では血流の悪化や筋肉のけいれんなど、危険な状態に陥ります。

血栓が詰まることで発生する心筋梗塞が午前中に多いのも、寝起きで体が水分不足になっている影響があると考えられています。

そのため、ふだんから水分不足にならないように意識し、こまめに水分をとる習慣をつけましょう。

ただし、心臓の機能が著しく低下しているときは水分の摂取を制限されることがあるので、この場合は医師の指示を守ります。

！ スポーツドリンクとグレープフルーツジュースには要注意

スポーツドリンクは電解質も補給できますが、糖分も多くカロリーが高くなりがちなので、コップ１杯ほどにとどめましょう。

また、グレープフルーツジュースは血圧を下げる薬（カルシウム拮抗薬）を服用している人は、薬の作用を強めることがあるので注意が必要です。

体調管理

高血圧・高血糖・脂質異常症・肥満は改善を

狭心症や心筋梗塞には、冠動脈の動脈硬化が深くかかわっています。動脈硬化を促すのはメタボをはじめ、高血圧や高血糖、脂質異常症、肥満なので、これらを改善する必要があります。

プラークをつくらせない、大きくさせない

動脈硬化は加齢によって誰にでも起こるが、原因となるプラークは特に高血糖、肥満、高血圧、脂質異常症があると大きくなりやすい

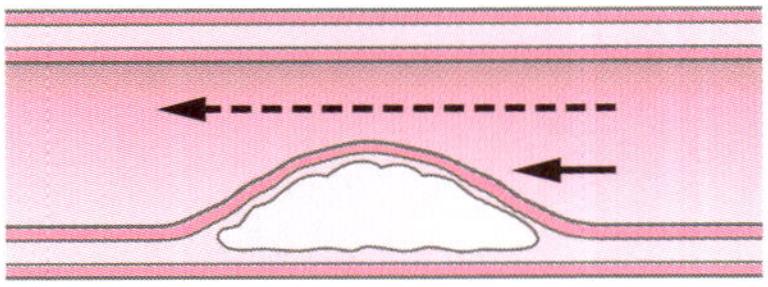

動脈硬化を進める要因を減らす

動脈硬化が進み、冠動脈にプラークがどんどんたまると、狭心症から心筋梗塞に移行したり、再狭窄が起こったりする危険が増します。そうならないためには、プラークをためないようにするしかありません。

4つの値を改善しよう

高血圧、高血糖、脂質異常症、肥満を改善すれば動脈硬化の悪化を防げる。特に肥満を解消すると血圧も血糖値も、さらには血中脂質も下がる。メタボでもなくなる。基準値に近づけよう

血圧の基準値

- 正常血圧：最大（収縮期）血圧が120～129mmHg、最小（拡張期）血圧が80～84mmHg
- 正常高値血圧：最大血圧が130～139mmHg、最小血圧が85～89mmHg

血糖値の基準値

- 空腹時血糖値：80～110mg/dl
- ヘモグロビンA1c：4.3～5.9%

体重の基準値（BMIによる肥満度）

- BMI：18.5～25未満
  BMI＝体重（kg）÷身長（m）÷身長（m）
- 標準体重（kg）＝身長（m）×身長（m）×22

※ BMI22はもっとも病気になりにくい指数とされる

脂質の目標値

- LDLコレステロール 100㎎/dl未満
- 中性脂肪 150㎎/dl未満

＊脂質の目標値は狭心症、心筋梗塞にかかったことがある人の場合

これまでの生活習慣を見直す

血圧や血糖値、体重にもっとも影響するのは食生活です。まずはここを見直す必要があります。さらに、生活習慣はストレスや肉体疲労に影響するので、発作を予防するためにも注意しましょう。

食事

食べすぎ、飲みすぎ、不規則な時間に食べるのを改める

腹八分目に抑えて摂取エネルギーを減らすのが近道。お酒を飲む習慣がある人は飲酒量だけでなく、つまみの食べすぎにも気をつける。血圧が高い人は減塩も必須

肥満の解消が大切。減量はプラークをつくる原因を解消でき、心臓の負担も減らす

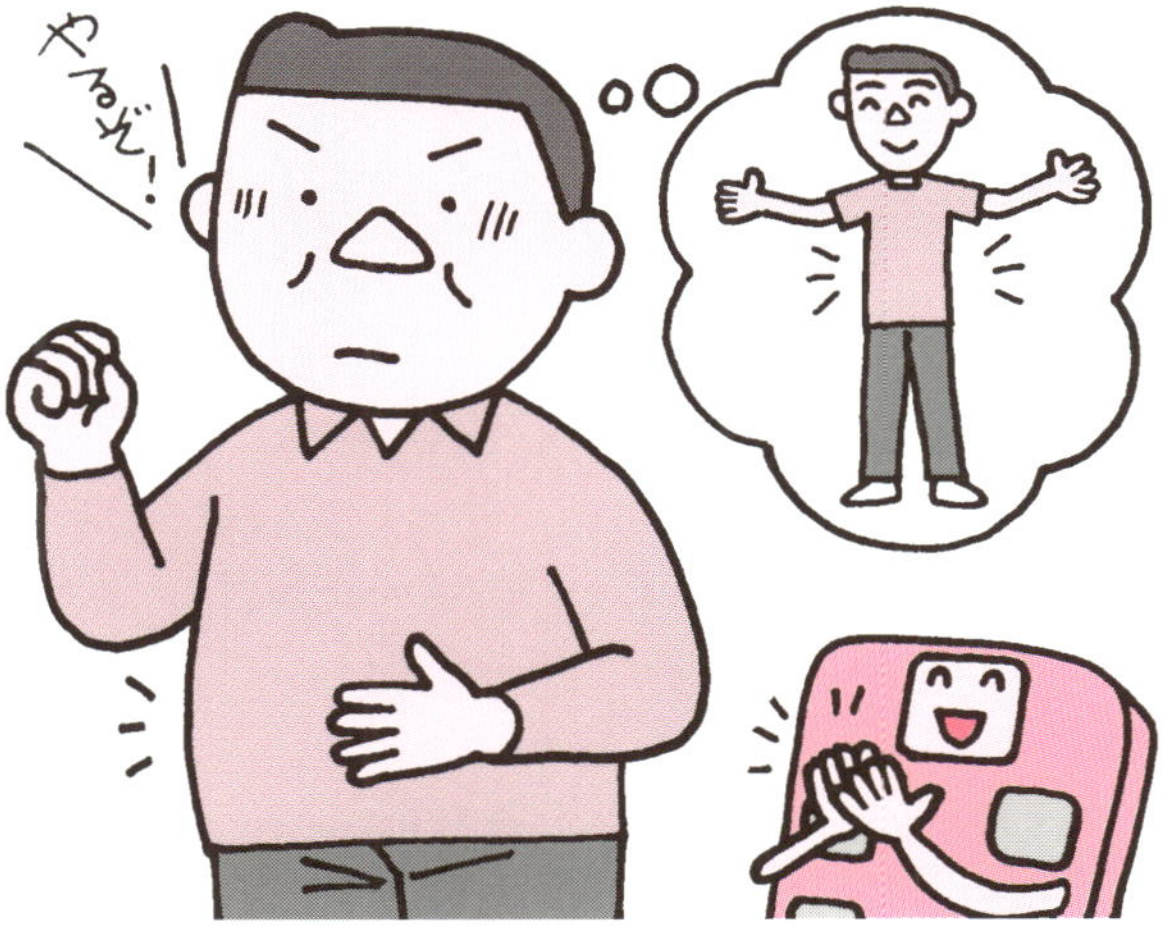

生活習慣

過労、睡眠不足、運動不足、ストレスの多い生活を改善

過労や睡眠不足、ストレスは発作を誘発する。仕事のしかたや生活スタイルを見直し、心臓の負担を減らす。運動のやりすぎはダメだが、まったくしないのもよくない。医師の指示を守り、適度な運動習慣を身につけよう（92ページ参照）

必要なら薬を使ってコントロールする

冠れん縮性の狭心症や微小血管のけいれんによる狭心症もありますが、ほとんどの狭心症や心筋梗塞は冠動脈にプラークがたまる動脈硬化が最大の原因です。

つまり、心筋梗塞への移行や再発を防ぐにはプラークができたり、大きくなったりしないように予防することが第一です。最大の危険因子である高血圧や高血糖、脂質異常症、肥満の改善が必要です。特に肥満の解消は効果大です。

また、薬を何種類も飲みたくないという人もいるでしょうが、降圧薬などの薬が処方されたら、きちんと服用してください。

やせているし、高血圧もない人はどうする？

冠れん縮性の安静時狭心症のある人には肥満もなく、高血圧も高血糖もないという人がいます。

そもそも冠れん縮性狭心症は冠動脈のけいれんが主な原因で、多少の動脈硬化はあっても大きなプラークはみられません。

冠れん縮性では過度のストレスや喫煙が発作の引き金になっていることが多いので、禁煙やストレス対策が重要になります。

禁煙は絶対。飲酒は適量を守る

ストレス解消のためにタバコやお酒が欠かせないと主張する人も多いのですが、心臓を守るためにはおすすめできません。特にタバコは絶対ダメです。お酒も飲みすぎはいけません。

タバコは命取り

タバコには、心臓にとって毒になる成分が多く含まれています。また、冠れん縮性の安静時狭心症では喫煙が原因のことが多いので、絶対に禁煙すべきです。

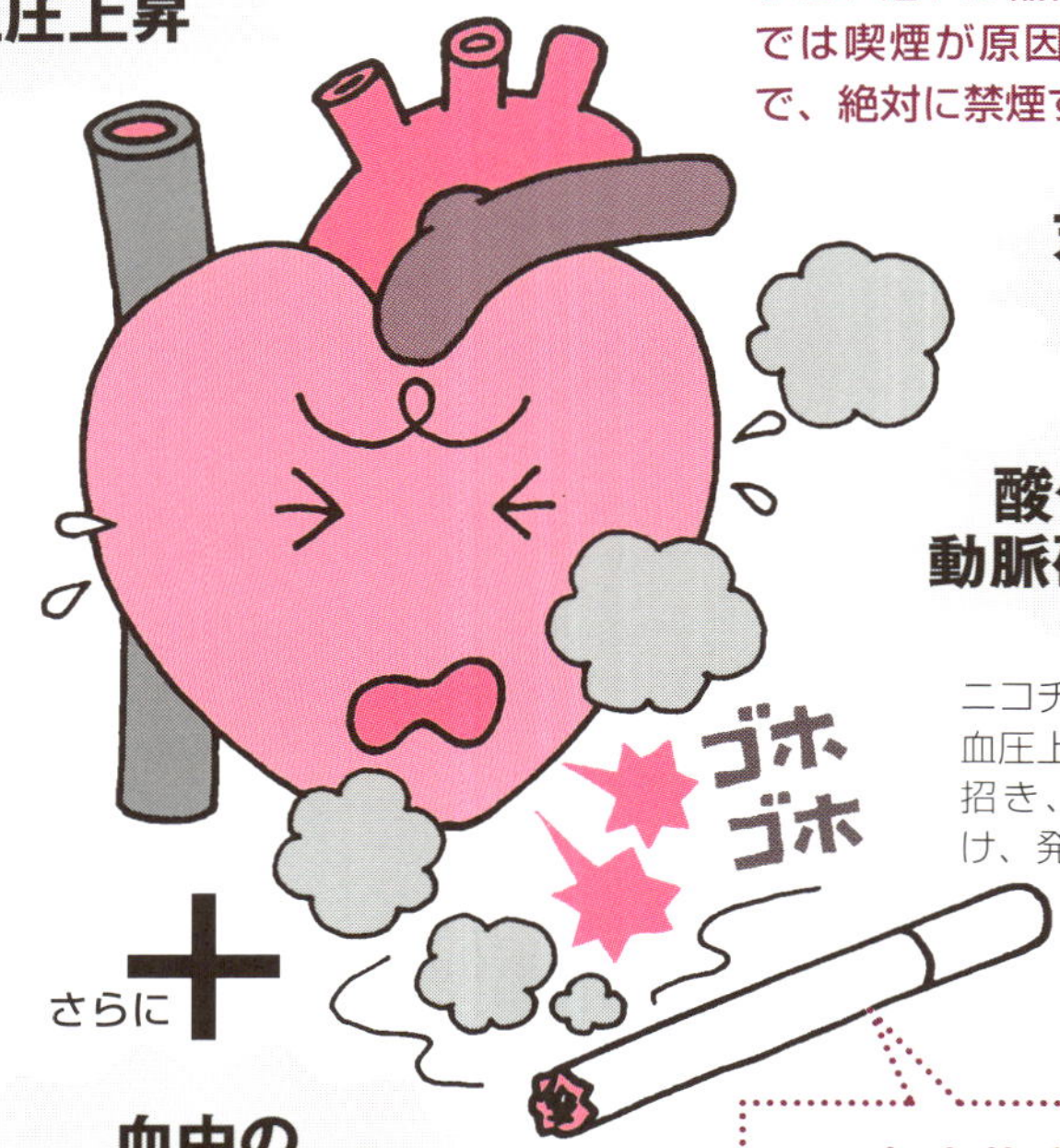
心拍数増加
血圧上昇
末梢血管の収縮
酸化による動脈硬化の促進
ゴホゴホ
さらに

ニコチンは心拍数増加や血圧上昇、血管の収縮を招き、心臓に負担をかけ、発作の誘因となる

血中の酸素の運搬を妨げる

タバコに含まれる一酸化炭素は、赤血球のヘモグロビンと結合し、酸素の運搬を妨げる。心筋の酸素不足は発作の引き金になる

有害物質も多い

タバコにはニコチン、タールをはじめ、多種類の有害物質が含まれており、発がんを促す危険もある。慢性の呼吸器疾患の最大の原因でもある

自力で無理なら禁煙治療を受ける

喫煙習慣が長いと自力では禁煙が難しいことも多い。ニコチン依存であれば、健康保険で禁煙治療が受けられるので主治医に相談を。ニコチンのパッチやガムを使えば、禁煙しやすくなる

お酒は飲む量を守り、食事をとりながら楽しむ

お酒も基本的には控えたほうがよいでしょう。飲むと心臓がドキドキして心拍数が増える人は、労作性狭心症の発作が起こりやすくなります。また、酔いが覚めるときに血管が収縮し、発作の誘因になります。酔って吐き気がするときも血管が収縮するので、くれぐれも飲みすぎないことです。

タバコやお酒でストレスを解消しない

狭心症や心筋梗塞を体験した人は、お酒やタバコでストレスを解消していたという話をよく聞きます。

しかし、心臓を守るにはどちらもマイナスです。特にタバコは動脈硬化を促し、血管にも心臓にも強いダメージを与えます。百害あって一利なしですから、禁煙以外の選択肢はありません。

お酒もできれば飲まないほうがよいのですが、医師の許可があれば、適量を守って週に二〜三回飲む程度ならかまいません。

しかし、いつも二日酔いになるほど飲みすぎてしまう人はきっぱり禁酒したほうがよいでしょう。

医師の許可を得て量を守る

お酒は医師の許可があれば飲んでもよいが、適量を守ることが大前提。酔うと、発作が起こっても痛みに気づかないなど危険なこともある

お酒を飲みながら、つまみを食べすぎると肥満の原因になるので気をつけて！

▼適量の目安

医師の許可があれば、以下の量を超えない範囲で飲む。週に2〜3回を目安にする

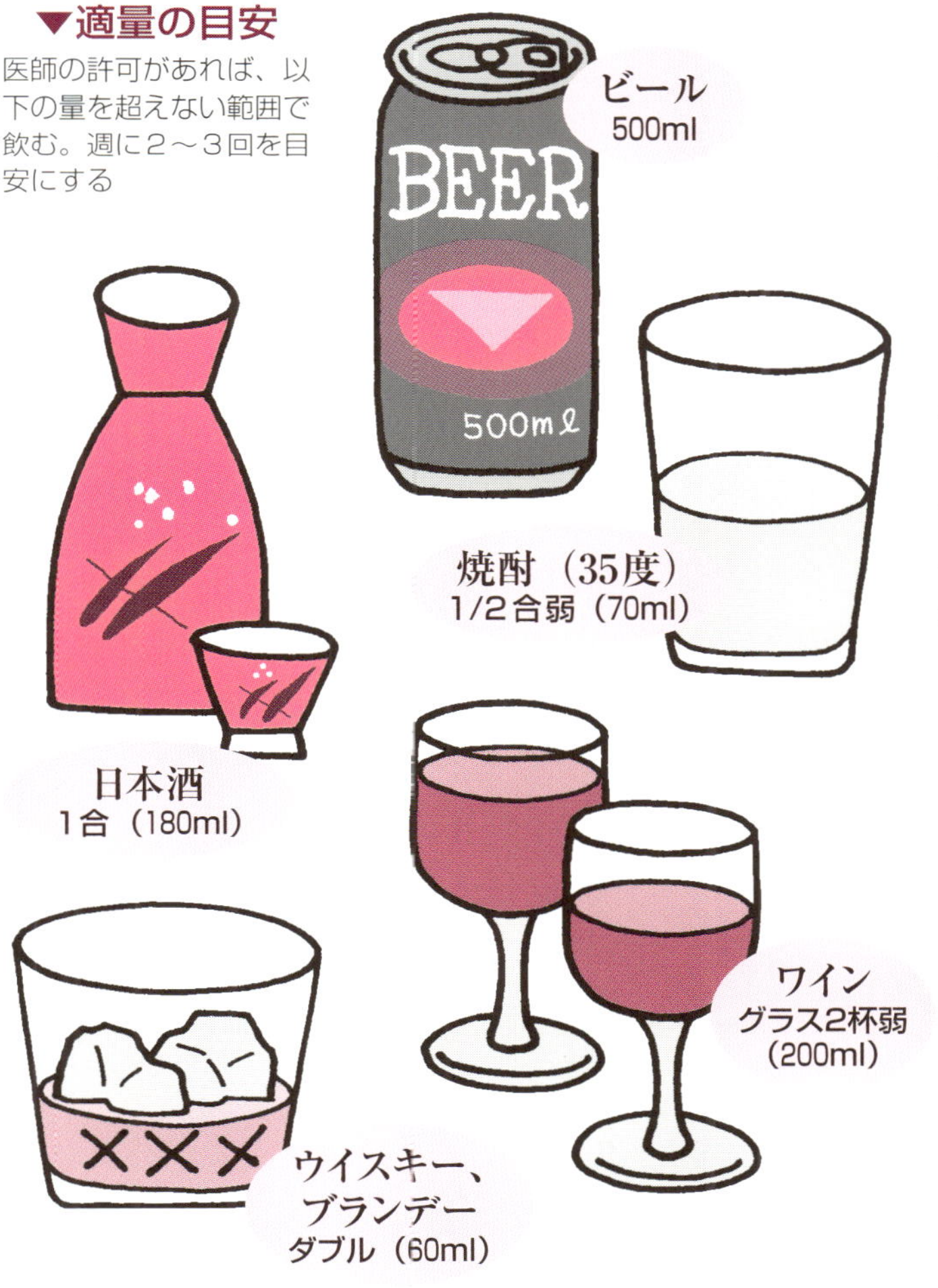

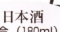

BEER
500mℓ
ビール
500ml
焼酎（35度）
1/2合弱（70ml）
日本酒
1合（180ml）
ワイン
グラス2杯弱
(200ml)
ウイスキー、
ブランデー
ダブル（60ml）

5 自己管理

入浴

ヒートショックを防ぐには温度管理がカギ

お風呂に入って一日の疲れをとり、リラックスする人も多いでしょう。しかし、入浴タイムは発作を起こしやすいので要注意です。特に、冬の寒い時期、脱衣所や浴室は発作の多発地帯です。

ヒートショックとは

入浴時の急激な温度変化によって心臓や血管に強いショックが加わり、心臓発作や脳卒中の発作を引き起こすことです。温度差が大きい冬季に起こりやすく、12月～2月ごろに多発することがわかっています。

冬の脱衣所の冷えで血圧が急上昇

温かい部屋から脱衣所に行き、さらに衣服を脱ぐと、寒さで血管が収縮し、血圧が急激に上がる

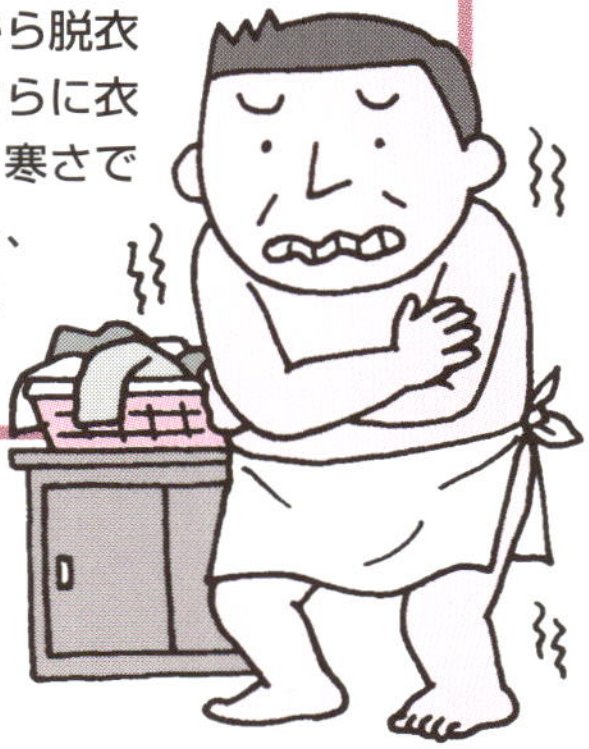

熱いお湯をかけると血圧が上昇

冷えた体に急に熱いお湯をかけると瞬間的に血管が収縮し、血圧を急激に上げる原因になる。この瞬間に心臓発作を起こすことも多い

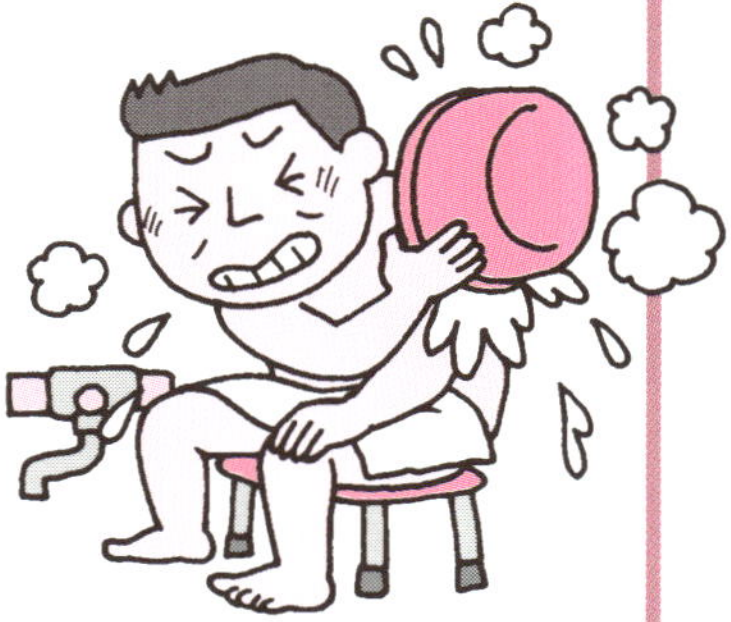

湯船でお湯につかると、血管が拡がって血圧が下がる

湯船につかってしばらくすると、体が温まってきて血管が拡張し、血圧は下がってくる

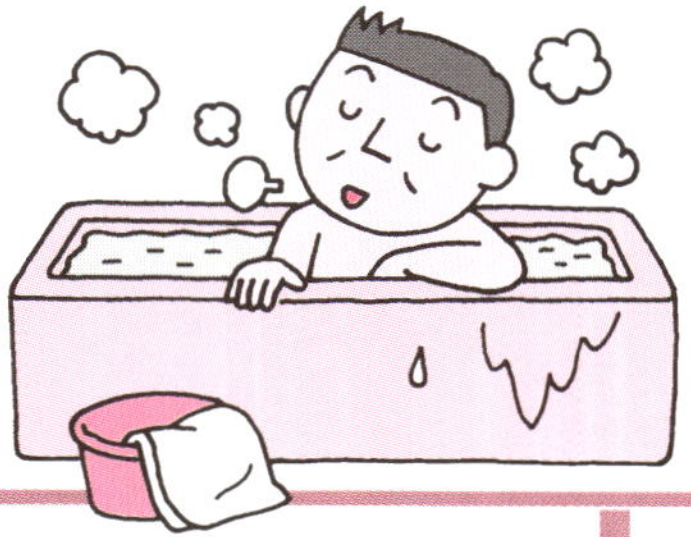

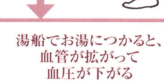

再び寒い脱衣所で血圧が急上昇する

お風呂で温まったのに再び寒い脱衣所に戻ると、冷えで血管が収縮して血圧が上がる

発作を誘発する

お風呂で温まったのに再び体が冷えて急激に血圧が変動すると、心臓に負担がかかって発作を誘発しやすい

温度差をなくして、血圧の変動を防ぐ

ヒートショックを防ぐには、血圧を変動させないように温度管理に気をつけます。面倒がらず、温度計などを使って、きちんと温度調節をしてから入浴する習慣をつけましょう。

浴槽から急に立ち上がらない

急に立ち上がると、ふらつきや転倒の危険がある。脳梗塞の発作も起こしやすいので、手すりや浴槽につかまってゆっくり立ち上がる

脱衣所にはヒーターを。浴室はシャワーなどで温める

脱衣所はあらかじめ温風ヒーターなどで温めておく。浴室も熱めのシャワーなどでお湯を流し、床が冷たくないように温めておく

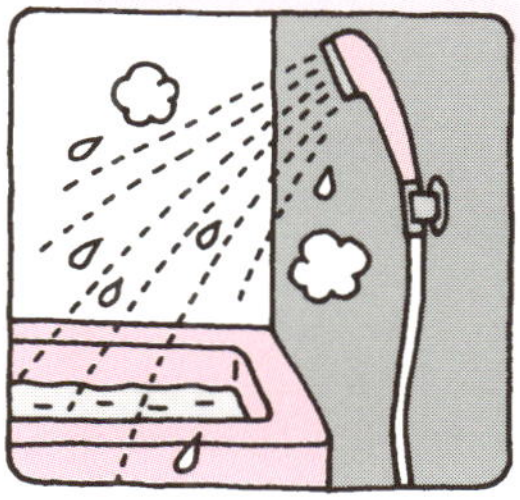

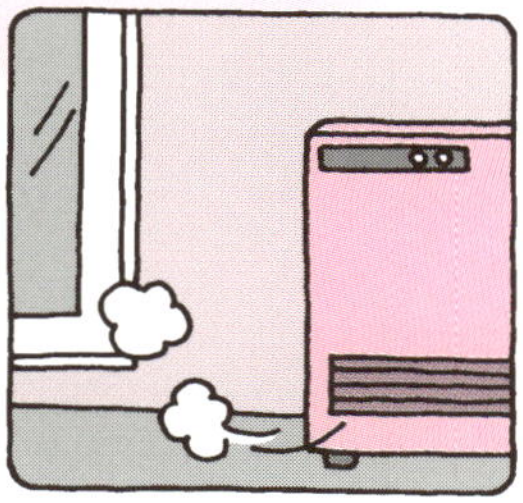

入浴前には家族にひと声かけて

入浴は発作を誘発する危険があるので、家族にひと声かけてからお風呂に入る。もしもの時に備え、入浴中にも様子をみながら声をかけてもらう

入浴前後に水分をとる

入浴やサウナなどで汗をかくと血管内の脱水によって血圧が下がったり、血液が濃縮して血栓ができやすくなったりする。こまめに水分をとろう

特に冬の入浴には十分に注意する

ヒートショックは、温度差が大きいと起こりやすくなります。冬は室温と浴室、さらにお湯の温度との差が大きくなるため、温度差をなくす工夫をしましょう。

また、入浴はそれだけで心臓に負担をかけます。食後すぐやお酒を飲んだあと、ひどい疲れがあるとき、体調が悪いときなどは発作を起こしやすいので入浴しないでください。

お湯の温度は41度以下を目安に

お湯の温度が熱すぎても血管を収縮させて血圧が上がる。ややぬるめの38～41度を目安に、お湯につかる時間も5～10分以内にとどめる。水圧で心臓に負担をかけないように半身浴をしてもよい

トイレ

発作を招くがまんやいきみに注意する

意外かもしれませんが、トイレも心臓発作を起こしやすい場所です。がまんやいきみによって血圧が上昇しやすいことが原因です。トイレで倒れないための注意点も知っておきましょう。

息を止めて力を入れると危険

トイレでの排泄の姿勢は、血圧を上昇させます。いきんで力を入れるとますます血圧が上がり、発作の引き金になります。そのため、ふだんから便秘にならないように気をつけてください。便秘がひどい人は医師に相談し、便秘薬を処方してもらうとよいでしょう。

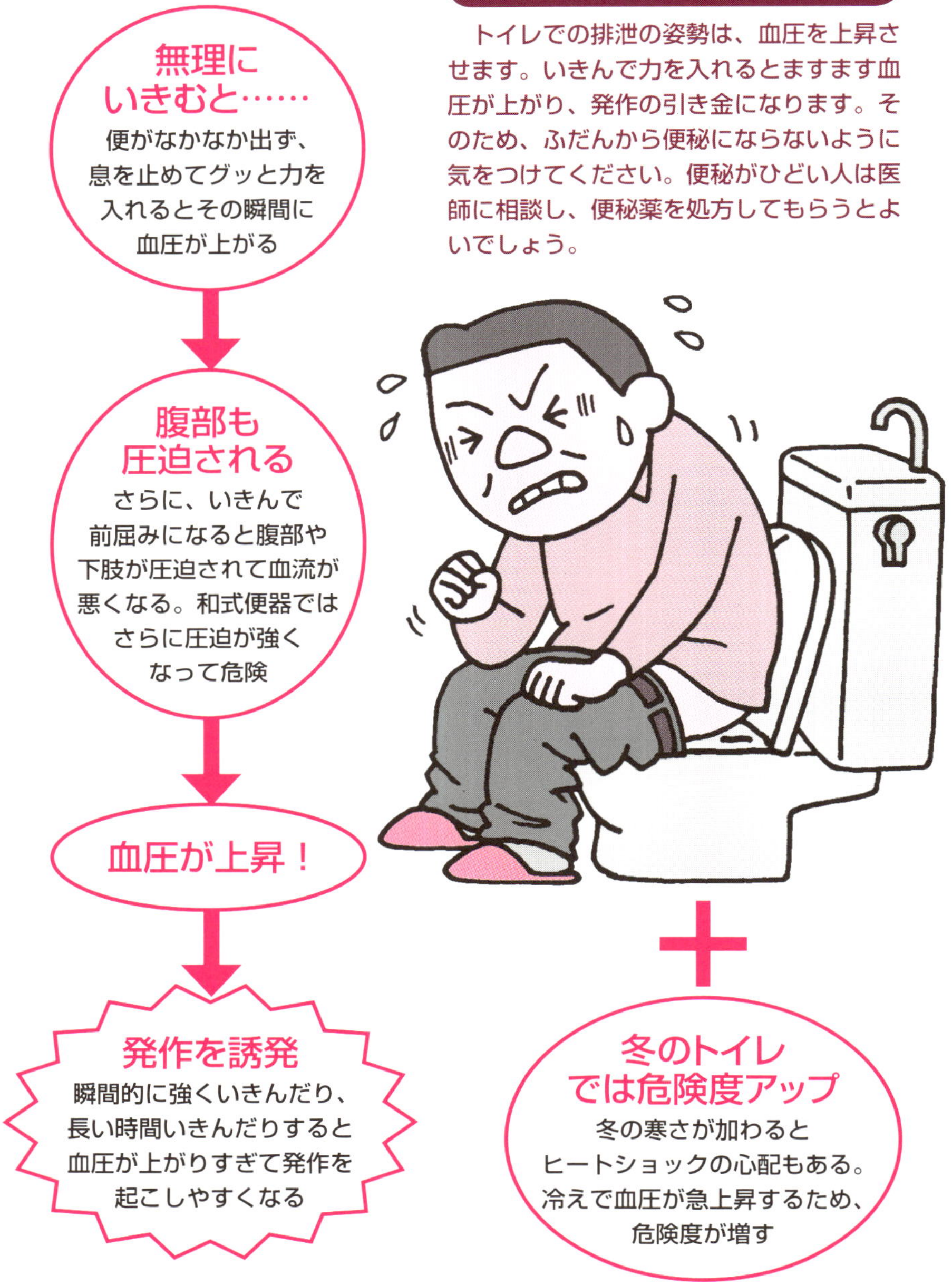

無理にいきむと……
便がなかなか出ず、息を止めてグッと力を入れるとその瞬間に血圧が上がる
腹部も圧迫される
さらに、いきんで前屈みになると腹部や下肢が圧迫されて血流が悪くなる。和式便器ではさらに圧迫が強くなって危険
血圧が上昇！
発作を誘発
瞬間的に強くいきんだり、長い時間いきんだりすると血圧が上がりすぎて発作を起こしやすくなる
冬のトイレでは危険度アップ
冬の寒さが加わるとヒートショックの心配もある。冷えで血圧が急上昇するため、危険度が増す

がまんしすぎるのも危険

排尿をがまんすると、その間は血圧が上昇しています。排尿すれば血圧はスーッと下がりますが、このように血圧をあまり変動させるのはよくありません。がまんのしすぎに気をつけましょう。

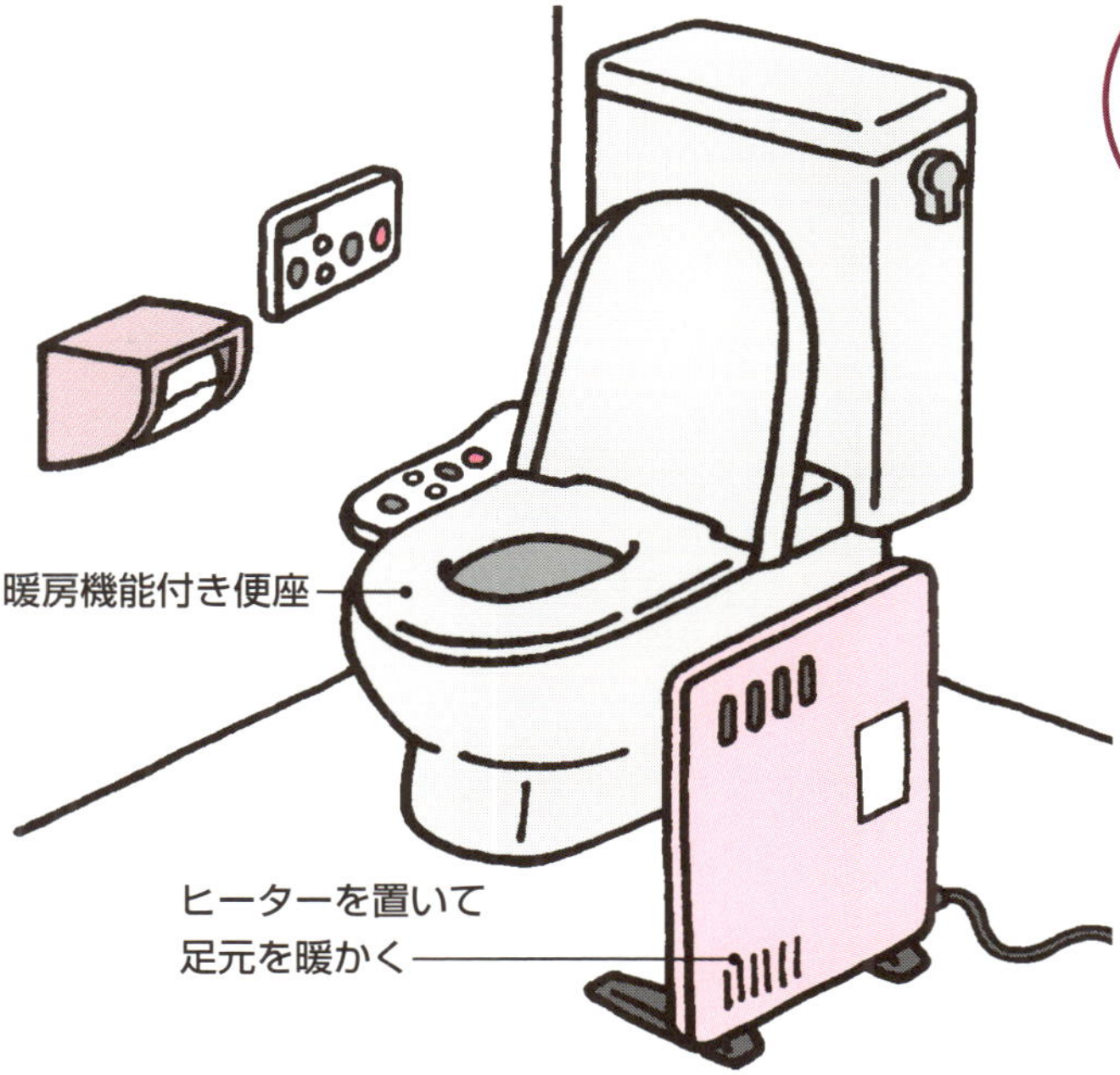

暖房機能付き便座
ヒーターを置いて
足元を暖かく

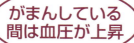

がまんしている間は血圧が上昇

↓

排尿すると血圧が急激に下がる
心臓発作を起こすことはあまりないが、血圧が急激に下がることでめまいやふらつき、脳卒中の発作を起こす危険がある

＋

寒い時期はトイレも温めておく
費用はかかるが、暖房機能付き便座や人感センサー付きのヒーターなどを設置し、保温を心がける

冬のトイレは発作の多発地帯

浴室や脱衣所と同じく、トイレも発作を起こしやすい場所です。温度差によるヒートショックに加え、いきみやがまん、排泄時の姿勢による血圧の上昇が原因です。

トイレは家の北側につくられることが多く冷えやすいので、温度管理に注意します。また、便秘にならないようにふだんから食事や運動で予防に努めてください。

夜中のトイレを回避するには

冬は寒い夜中にトイレに起きることで血圧が上がる危険がある。就寝前には排尿をすませ、寝具は電気毛布などで温めておくとよい。もし、夜中にトイレに行きたくなったら、冷えないようにガウンやカーディガンなどを着て布団から出る

心拍数をチェックし、無理のない範囲で

狭心症や心筋梗塞の発作を経験すると、運動するのが怖いと感じる人も多いでしょう。もちろん激しい運動は厳禁ですが、心臓のためには適度な運動習慣を身につけることも大切です。

運動によって発作が起こりにくくなる

運動不足だと少し体を動かしただけで心臓がドキドキしたり、息切れしたりします。

これと同じで、発作が怖いからといって、あまり安静にしすぎるとちょっと動いただけで動悸や息切れがして、かえって発作が起こりやすくなります。心肺機能を高め、発作を防ぐには、適度な運動を続けるほうがよいのです。

ただし、心臓の負荷を考えると無理はできません。運動を始める前に受診し、運動負荷試験を受けるなどして、運動の内容や強度、頻度について医師に「運動処方」をしてもらい、それに基づいておこないます。

発作予防や減量、血圧、血糖値のコントロールにもなる

運動習慣を続けると心肺機能が高まり、発作が起こりにくくなるだけでなく、さまざまなメリットがあります。

運動のメリット

減量を助ける
運動だけでやせるのは難しいが、食事療法と運動を組み合わせるとやせやすくなる。メタボの人は有酸素運動をすると内臓脂肪の燃焼も期待できる

心肺機能が高まる
運動を続けると少しずつ体を動かすことに慣れてきて、心拍数や血圧の急上昇が起こりにくくなり、発作予防にもつながる

血糖値や血圧を下げる
ウォーキングや自転車こぎなどの有酸素運動は血糖値や血圧を下げる効果がある。血糖値を下げるには食事の１時間後ぐらいに運動すると効果的

ストレス解消に役立つ
体を動かすと気分転換になり、ストレスを解消しやすい。また、適度な体の疲労感は熟睡につながるので、睡眠不足の解消にも役立つ

自分に合った運動の量・強度に

運動時は量や強度が適切かどうか、「目標心拍数」で判断します。運動の途中で心拍数をチェックし、目標心拍数を超えていないかどうか確認しながらおこなうと安全に運動できます。

心拍数の測り方

手首に人さし指、中指、薬指の３本をあてる。中指を少し浮かせ、脈を数える。10 秒間の回数を数え、それを６倍すると１分間の心拍数がわかる

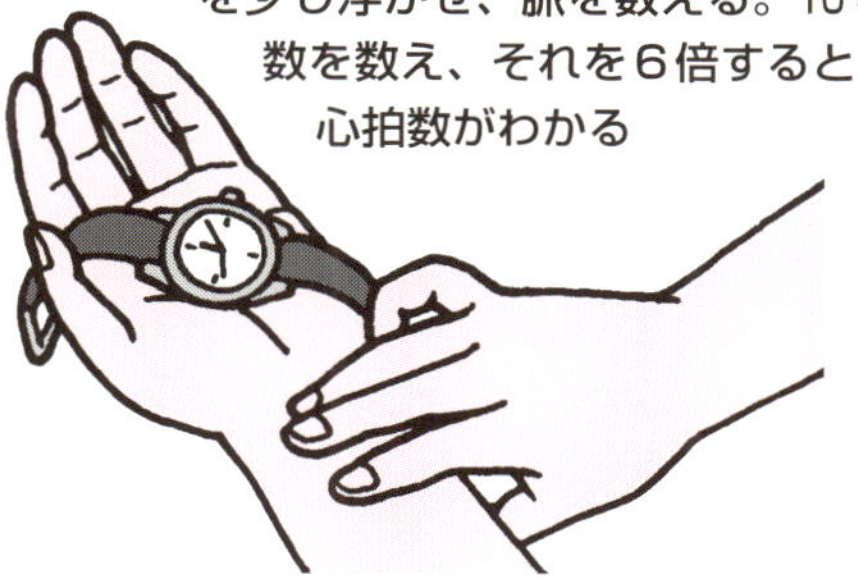

▼目標心拍数の求め方

［（220－年齢）－安静時心拍数］×（40～60%）＋安静時心拍数

安静時心拍数は起床した直後、起き上がらない状態で測った心拍数。毎朝測る習慣をつけるとよい。運動強度を決める数値は、40～60%で計算する。一般に、健康な人は60～70%で計算するが、心臓病のある人は負荷を軽めにする

おすすめは有酸素運動

手軽にいつでもできるのはウォーキング。サイクリングや自転車こぎ、水泳などでもよい

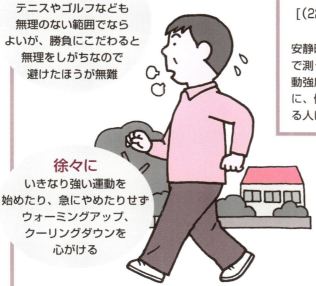

勝ち負けにこだわらない

テニスやゴルフなども無理のない範囲でならよいが、勝負にこだわると無理をしがちなので避けたほうが無難

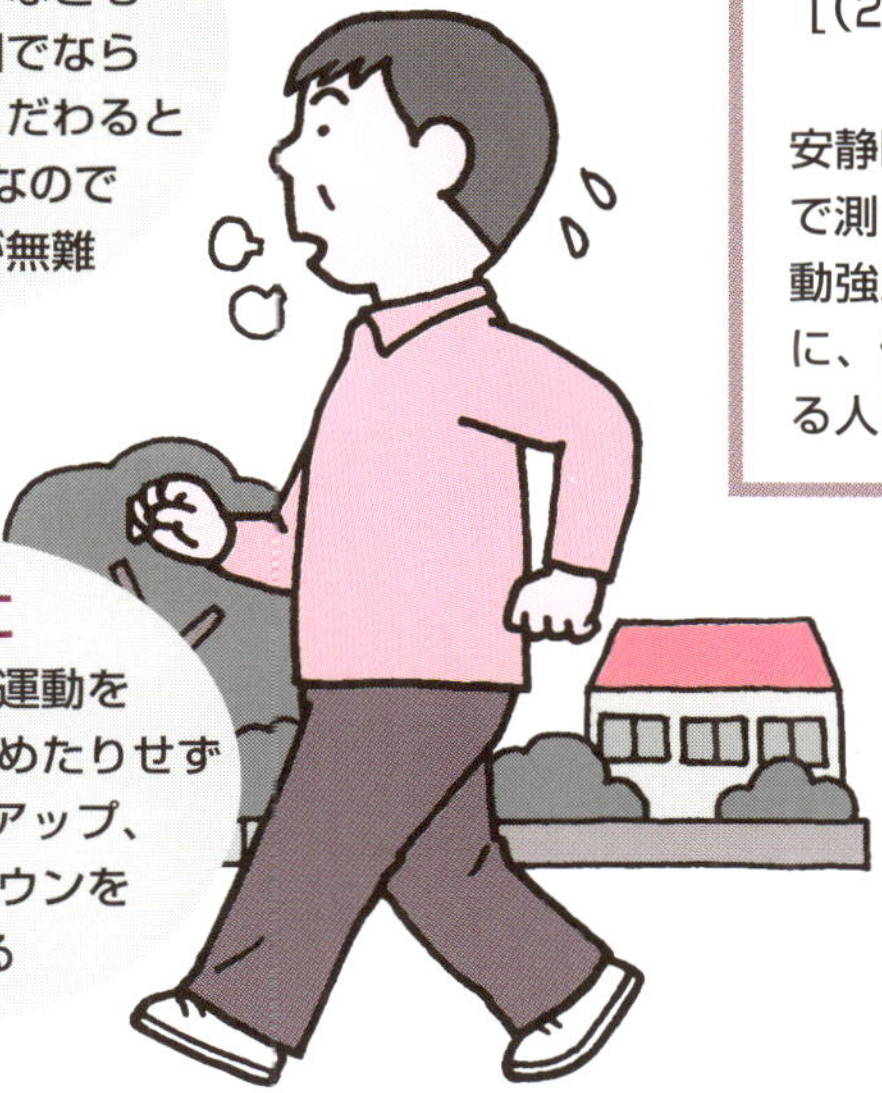

徐々に

いきなり強い運動を始めたり、急にやめたりせずウォーミングアップ、クーリングダウンを心がける

強さの目安

基本は目標心拍数をこまめにチェックする。また、動悸や息切れでつらいときはやりすぎなのでペースを落とす

こんなときは運動中止

- 血圧がいつもより高い
- 疲労感が強い、睡眠不足のとき
- 運動中の息切れ、動悸が激しい
- 吐き気や冷や汗、めまいがある

運動中の発作を防ぐには、開始前に心拍数やその日の体調を自分で確認することが大切。また、運動中も心拍数や体調に変化があったら、すぐに中止する。日射病や脱水にも注意

仕事の量と中身を見直す必要がある

狭心症や心筋梗塞は、四〇～七〇代と幅広い世代にみられます。そのなかには仕事のストレスが原因でなった人も多く、悪化や再発を防ぐには働き方を考えたほうがよいこともあります。

職種によっては部署替えなども

仕事を長く続けるには、心臓に無理をさせない範囲で働きましょう。強いストレスがかかる仕事や役職、機械や車の操作など他人の命を預かるような職種は、配置換えや転職を検討する必要があります。

ストレスが強い仕事

重大な決断をしなければならない管理職、大きなプロジェクトのリーダー、多忙で残業が多いといった仕事は避けたほうがよい

人命にかかわる仕事

車やバス、電車など交通機関の運転手、飛行機の操縦士など、仕事中に発作が起こると人命にかかわる職種は配置換えを希望したほうがよい

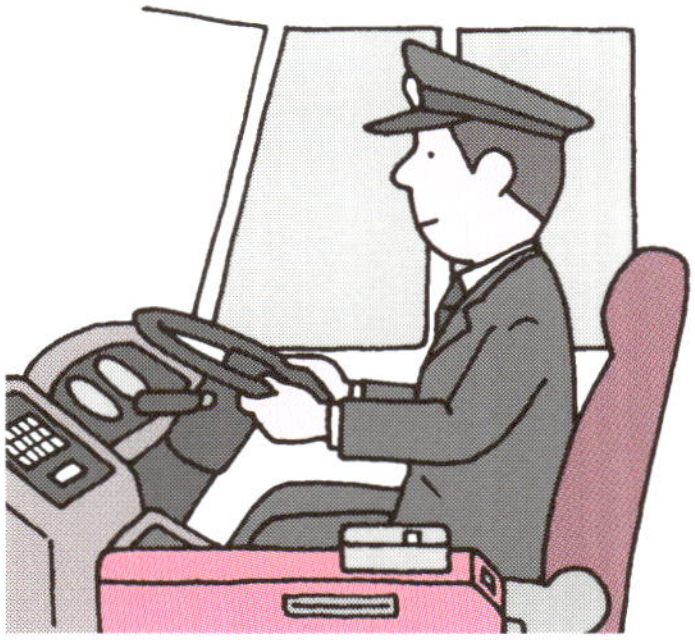

身体的に重労働

引っ越しや運搬・運送業、工事現場、建設業などの身体的にきつい重労働の職種は、特に労作性狭心症の人は避ける

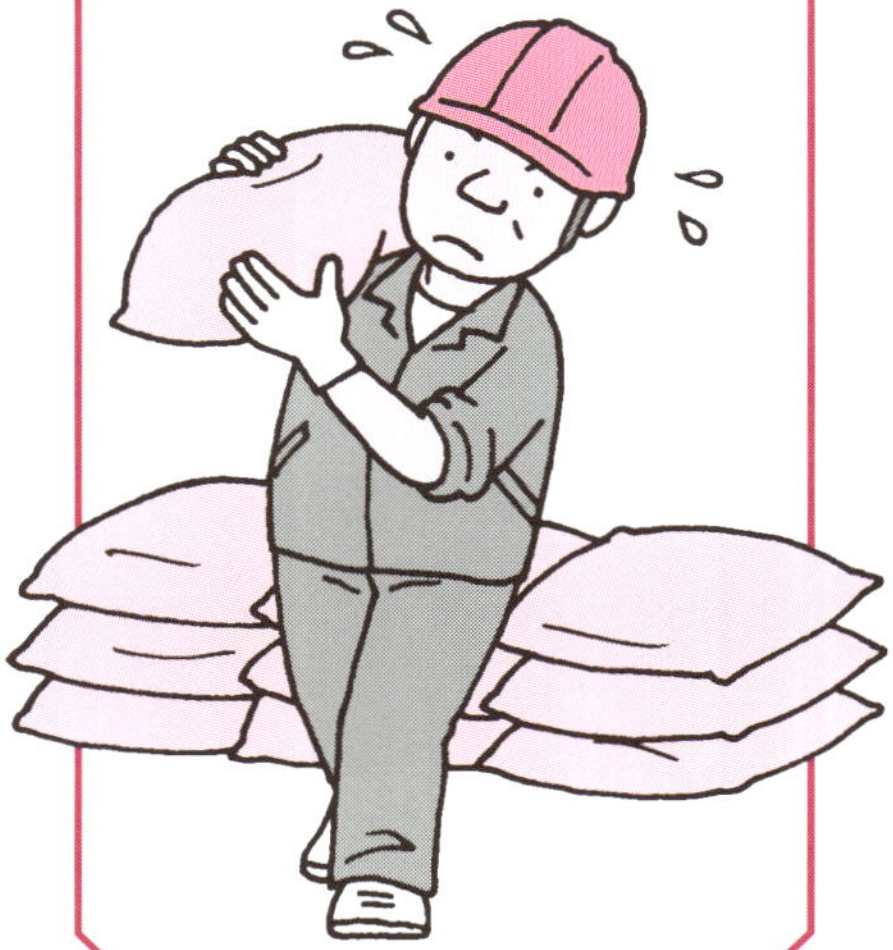

出張が多い、単身赴任など

国内外問わず、出張が多い仕事は身体的な負荷が大きい。出張先で発作を起こす心配もある。単身赴任中、ひとり暮らしで発作を起こすと危険なことがある

意識を変えることも大切

仕事だから少しくらい無理をするのは当然と考える人も多いのですが、こうした心身のストレスが狭心症や心筋梗塞には大敵です。仕事への考え方も見直しましょう。

仕事をひとりで抱え込まない

過労を防ぐため、同僚や部下に協力してもらい、仕事の負担を減らす。自分から積極的に周囲に助けを借りるくせをつける

定時で切り上げて退社する習慣をつけよう

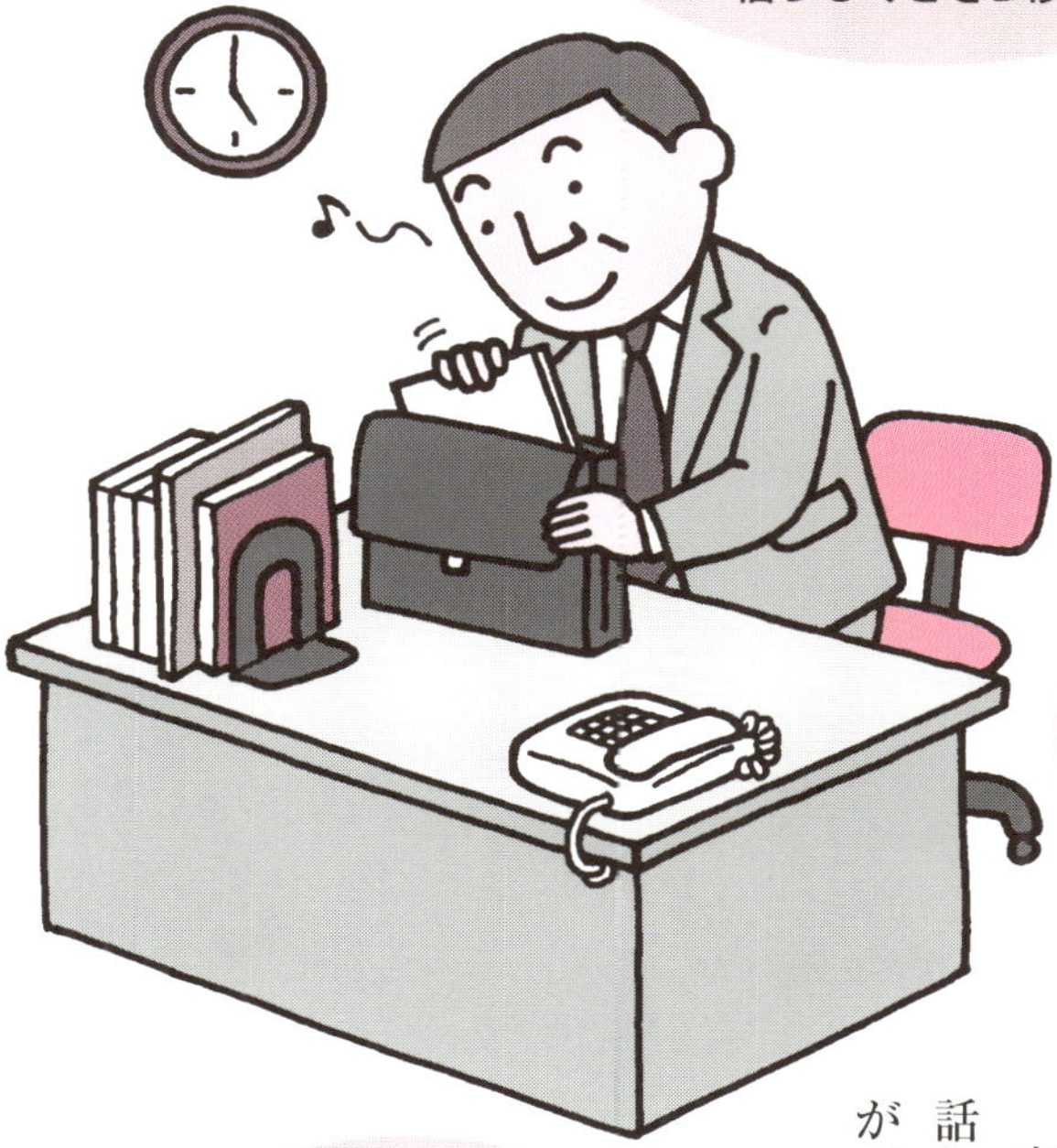

定時に帰るようにする

残業はできるだけ控え、定時に帰宅する。どうしても残業しなければならないときも短時間にとどめる。「明日でいいことは今日やらない」をモットーに

接待やつきあいはほどほどに

酒席はできるだけ控える。参加するときは、飲みすぎや食べすぎに注意。接待ゴルフなどで早朝に出かけるのは、発作を起こしやすいので断るのが無難

出世や競争より体調管理を優先

仕事で成功したい、キャリアアップしたいという人も多いが、無理して体調をくずしては元も子もない。自分で体調管理をし、仕事をセーブする

前と同じ働き方は心臓に負担をかける

狭心症と診断された人、あるいは心筋梗塞の発作を起こしたあとに職場復帰した人は、以前と同じように働くのは難しいでしょう。

職種や勤務のシフトなど職場環境によって状況は異なりますが、睡眠時間が六時間未満になったり、心身に強いストレスがかかったりすると、心臓の負担が大きくなります。無理をすれば、大きな発作や再発につながりかねません。

家族や医師、職場の上司などと話し合って、負担の少ない働き方ができるように調整しましょう。

ストレス解消

心身ともにリラックスできる方法を見つける

人は誰でも日々の生活で多くのストレスにさらされています。しかもストレスをゼロにするのは不可能。とはいえ、ストレスをためこむと発作の引き金になるので、上手に発散できるようにしましょう。

ストレスが発作を招く

ストレスは高血圧や糖尿病、がんなどさまざまな病気の危険因子として知られていますが、狭心症や心筋梗塞においても発作を誘発しやすいことがわかっています。

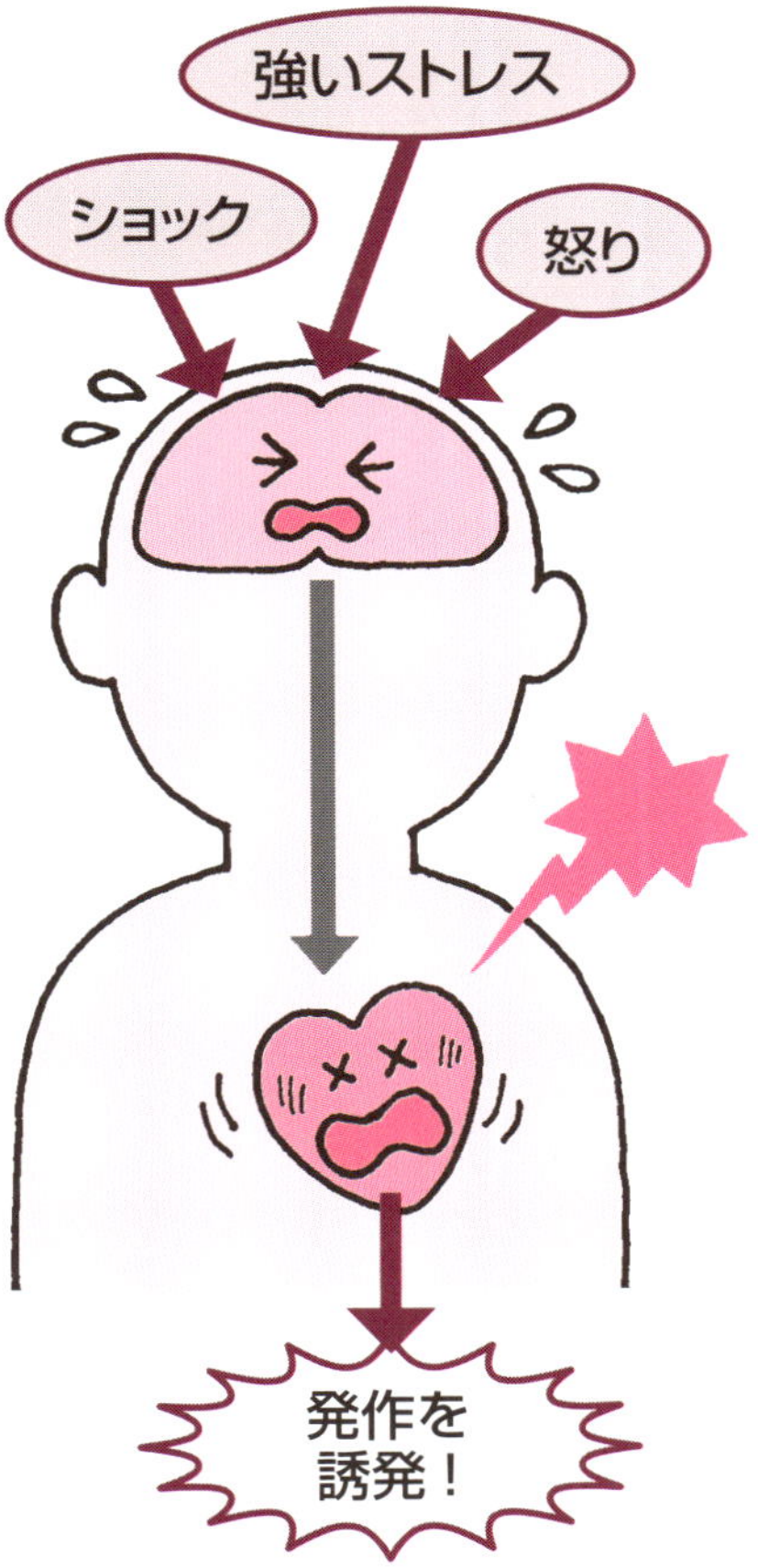

自律神経の交感神経が興奮

脳が強いストレスを感じると、それに対抗するために自律神経の交感神経が興奮し、緊張状態になる。また、副腎皮質ホルモンが大量に分泌され、それによって血中コレステロールが増えるため、動脈硬化も促される

血管が収縮し、血圧も上昇する

血管が収縮して血圧が上がり、その影響で心拍数も上がる。たびたびこうした状態になると発作が起こりやすくなる

大きな声で怒鳴るのもよくない

カッとしたとき、大きな声で怒鳴るとアドレナリンが分泌され、血管が刺激されて収縮する。また、怒ることでコルチゾールというホルモンが分泌されると強いストレスを受けたのと同じ状態になり、発作を引き起こしやすくなる

大声で怒鳴ればスッキリすると思いがちだが、怒りにまかせて怒鳴ると心臓に負担をかける

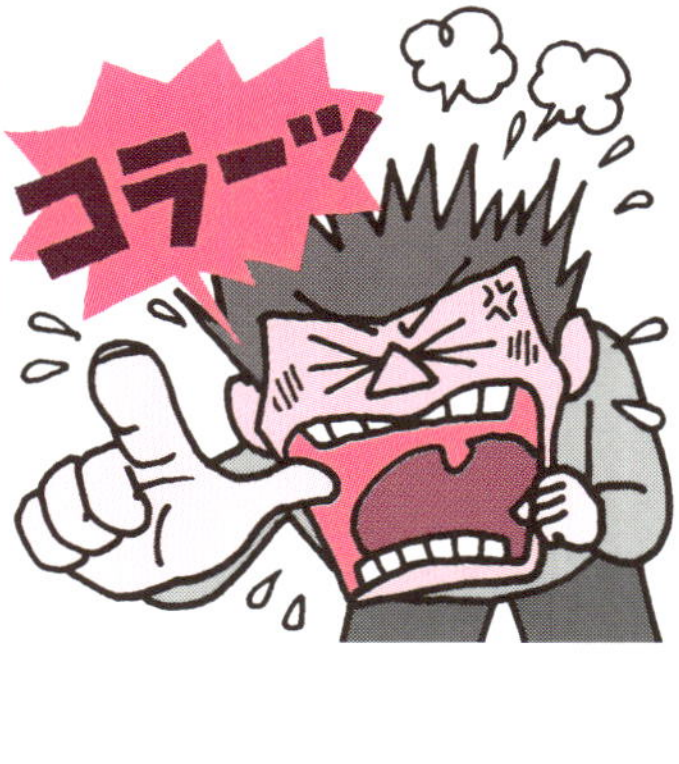

好きなことを楽しんでストレスをためない

ストレスの感じ方や耐性は人それぞれですが、狭心症や心筋梗塞になる人は「こんなことぐらいがまんしよう」と自分を無理に抑えこむ傾向がよくみられます。

こうした性格や気質が発作や悪化を促すことも多く、改めるべき点といえます。

ストレスは回避するのが難しいので、上手に発散します。買い物やカラオケ、友だちと遊ぶ、ペットと触れ合うなど、自分の好きなことを楽しむ時間をとりましょう。

腹式呼吸でリラックスする

腹が立ったり、イライラしたり、落ち込んだりしてストレスを感じたときは、自分で気持ちをリセットしましょう。腹式呼吸は気持ちを落ち着けるのに効果的です。

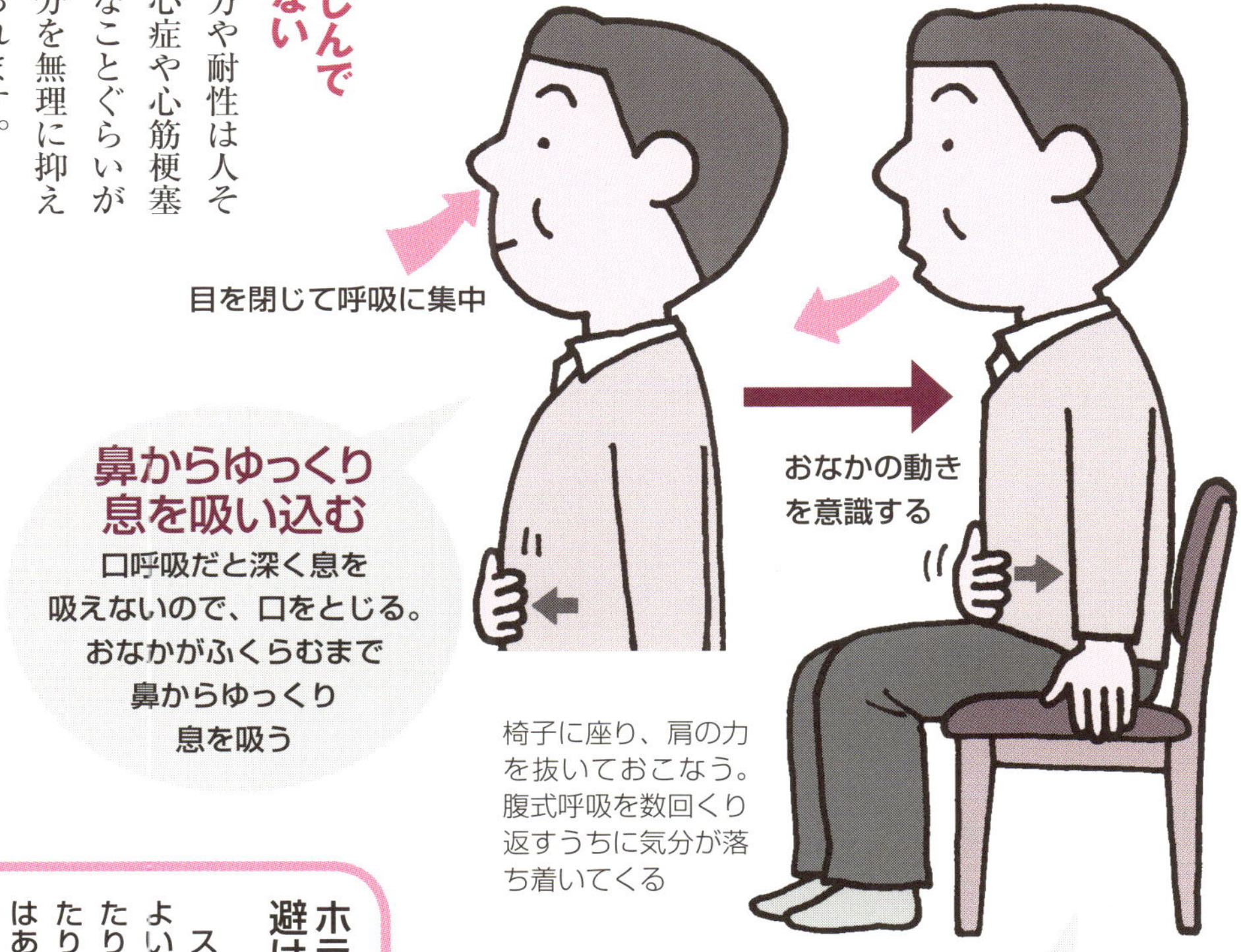

目を閉じて呼吸に集中
鼻からゆっくり息を吸い込む
口呼吸だと深く息を吸えないので、口をとじる。おなかがふくらむまで鼻からゆっくり息を吸う
おなかの動きを意識する
椅子に座り、肩の力を抜いておこなう。腹式呼吸を数回くり返すうちに気分が落ち着いてくる
おなかをへこませながら、深くゆっくり息を吐く
今度はゆっくりと口から息を吐く。口は薄くあけ、おなかをへこませながらゆっくり息を吐き、全部吐ききる

ホラー映画は避けたほうがよい

ストレス解消に映画を観るのはよいのですが、過度にドキドキしたりショッキングなシーンがあったりするホラーやアクションものはあまりおすすめできません。血圧や心拍数が上がり、発作を起こす危険があります。

遊園地などのジェットコースターやスリルを体感するようなアトラクションも避けてください。

COLUMN

家族はAEDの設置場所と使い方を知っておこう

ＡＥＤと心臓マッサージで救命率が上がる

心臓発作を起こし、呼吸も止まったときは大至急「１１９番」に電話して救急車を要請すると同時に、ＡＥＤ(自動体外式除細動器)を使用し、心臓マッサージを開始します。ＡＥＤが手元にくるまでの間にも、心臓マッサージをするだけでも救命率が上がります。よほど自信がない限り、人工呼吸をする必要はありません。

▼AEDの使い方

①電源をON

ケースを開けて本体を取り出し、電源を入れる。種類によってはケースを開けると自動的に電源が入るものもある

②電極パッドを貼る

解説図の指示どおりにパッドを2ヵ所に貼る

③通電ボタンを押す

患者に触れないように離れ、通電ボタンを押す

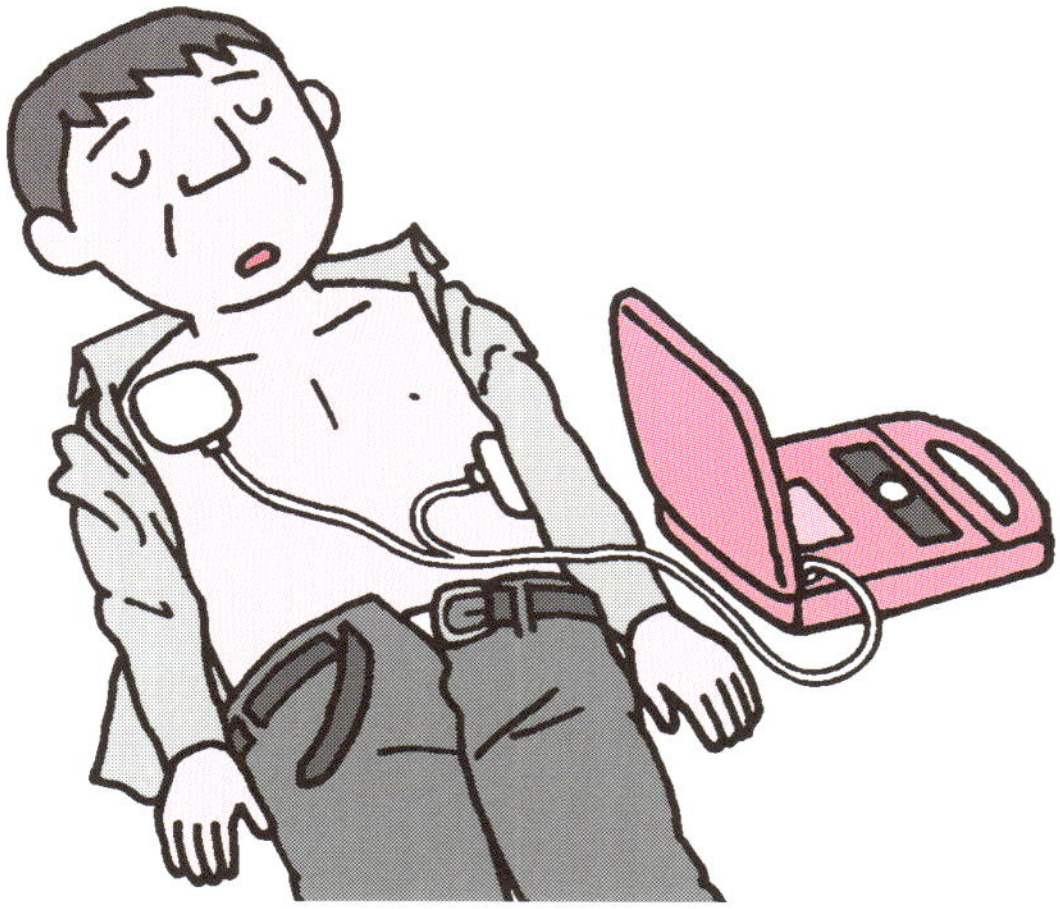

＋

▼心臓マッサージ

圧迫する部分に手のひらのつけ根が来るように手を置いて、その上からもう片方の手を組む

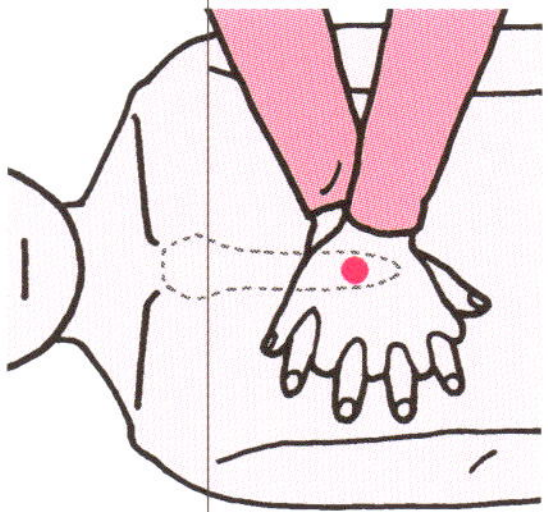

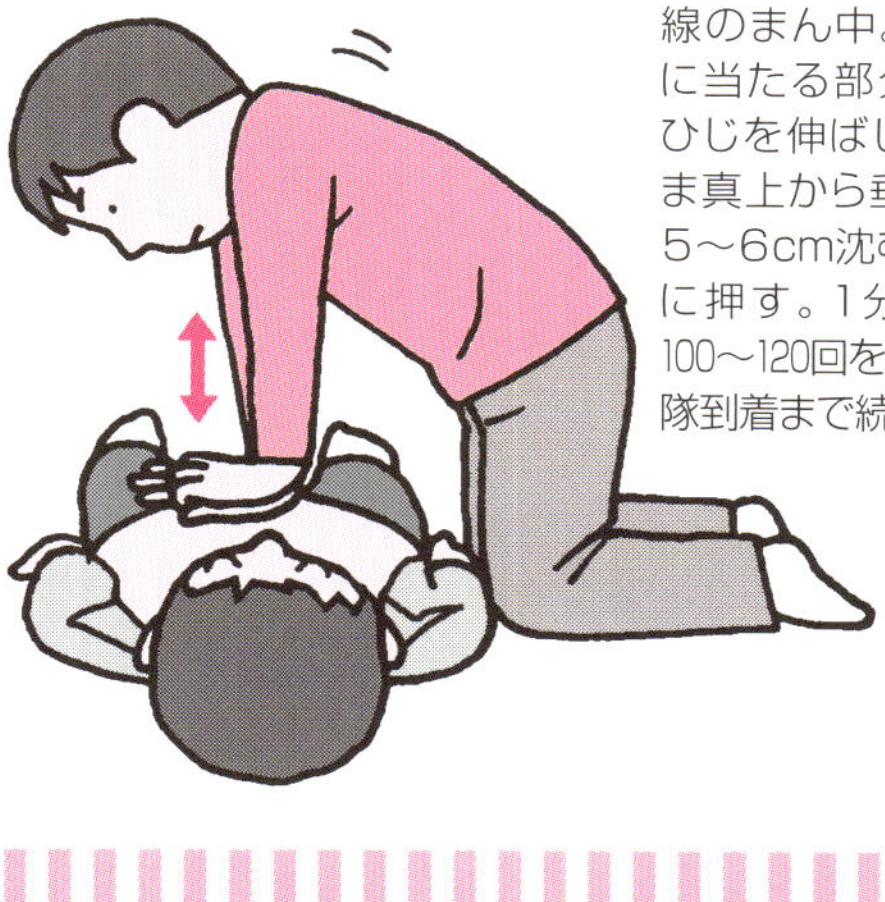

左右の乳首を結ぶ線のまん中。胸骨に当たる部分を、ひじを伸ばしたまま真上から垂直に5〜6cm沈むように押す。1分間に100〜120回を、救急隊到着まで続ける

健康ライブラリー イラスト版

狭心症《きょうしんしょう》・心筋梗塞《しんきんこうそく》 発作《ほっさ》を防《ふせ》いで命《いのち》を守《まも》る

2017年9月26日 第1刷発行

監 修	三田村秀雄（みたむら・ひでお）
発行者	鈴木 哲
発行所	株式会社講談社 東京都文京区音羽二丁目12-21 郵便番号 112-8001 電話番号 出版 03-5395-3560 販売 03-5395-4415 業務 03-5395-3615
印刷所	凸版印刷株式会社
製本所	株式会社若林製本工場

N.D.C. 493 98p 21cm

ISBN978-4-06-259817-0

■監修者プロフィール

三田村 秀雄（みたむら・ひでお）

国家公務員共済組合連合会立川病院院長。慶應義塾大学医学部客員教授。日本AED財団理事長。1974年慶應義塾大学医学部卒。81年からJefferson医科大学（Lankenau医学研究センター）研究員。慶應義塾大学医学部心臓病先進治療学・教授、東京都済生会中央病院心臓病臨床研究センター長を経て現職。日本の不整脈の研究・臨床の第一人者。突然死を救うため、市民によるAED活用という新しいアプローチを提唱。2004年のAED一般解禁につながった結果、今では多くの命が救われている。専門は心臓病一般、とくに不整脈・心臓電気生理学。主な著書に『心臓突然死は救える』（三省堂）、『心房細動クルズス』『心不全クルズス』（メディカルサイエンス社）、編集書に『エキスパートはここを見る 心電図読み方の極意』（南山堂）、監修書に『心臓病：狭心症・心筋梗塞・不整脈・その他の心疾患』（PHP研究所）、『図解 心筋梗塞・狭心症を予防する！最新治療と正しい知識』（日東書院）などがある。

■参考資料

『図解 心筋梗塞・狭心症を予防する！最新治療と正しい知識』
三田村秀雄監修（日東書院）
『狭心症・心筋梗塞から身を守る』木全心一監修（講談社）
『最新 よくわかる心臓病〜心筋梗塞・狭心症・不整脈・弁膜症・大動脈瘤』
天野 篤著（誠文堂新光社）
『「狭心症・心筋梗塞」と言われたら…』川名正敏・山崎健二著（保健同人社）
『スーパー図解 狭心症・心筋梗塞』川名正敏監修（法研）
『狭心症・心筋梗塞 正しい治療がわかる本』
野々木宏著・福井次矢編集（法研）
『これで安心！不整脈〜脳梗塞・突然死を防ぐ』杉 薫監修（高橋書店）
『病気がみえる vol.2 循環器』医療情報科学研究所編集
（メディックメディア）
国立循環器病研究センター 循環器病情報サービスホームページ
公益財団法人日本心臓財団 循環器最新情報ホームページ

●編集協力 オフィス201（新保寛子）
重信真奈美
●カバーデザイン 松本 桂
●カバーイラスト 長谷川貴子
●本文デザイン 勝木デザイン
●本文イラスト 松本剛 千田和幸